W0175288

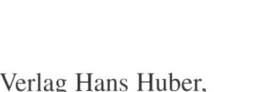

Verlag Hans Huber,
**Programmbereich Pflege**

*Beirat Wissenschaft:*
Angelika Abt-Zegelin, Dortmund
Christel Bienstein, Schermbeck
Silvia Käppeli, Zürich
Doris Schaeffer, Bielefeld
Hilde Steppe †

*Beirat Ausbildung und Praxis:*
Barbara Knigge-Demal, Bielefeld
Jürgen Osterbrink, Nürnberg
Christine Sowinski, Köln
Franz Wagner, Eschborn

# Bücher aus verwandten Sachgebieten

## Pflege-Grundausbildung

Arets/Obex/Vaessen/Wagner
**Professionelle Pflege 1**
Theoretische und praktische Grundlagen
3. Auflage
1999. ISBN 3-456-83292-3

Arets/Obex/Ortmans/Wagner
**Professionelle Pflege 2**
Fähigkeiten und Fertigkeiten
1999. ISBN 3-456-83075-0

## Kinderkrankenpflege

Holoch/Gehrke/Knigge-Demal/Zoller (Hrsg.)
**Lehrbuch Kinderkrankenpflege**
1999. ISBN 3-456-83179-X

## Pflegegrundlagen

Buseck
**Arzneimittellehre für die Krankenpflege**
2002. ISBN 3-456-83257-5

Fiersching/Synowitz/Wolf
**Professionelle neurologische und neurochirurgische Pflege**
2003. ISBN 3-456-83303-2

Georg/Frowein (Hrsg.)
**PflegeLexikon** (Buch und CD-ROM)
2. Auflage
2001. ISBN 3-456-83559-0

Hafner/Meier
**Geriatrische Krankheitslehre**
Teil I: Psychiatrische und neurologische Syndrome
3., vollst. überarb. u. erw. Auflage
1998. ISBN 3-456-83000-9

Hafner/Meier
**Geriatrische Krankheitslehre**
Teil II: Allgemeine Krankheitslehre und somatogene Syndrome
2., vollst. überarb. u. erw. Auflage
2000. ISBN 3-456-83167-6

Hülshoff
**Das Gehirn**
Funktionen und Funktionseinbußen
2., überarb. u. erw. Auflage
2000. ISBN 3-456-83433-0

Morgan/Closs
**Schlaf – Schlafstörungen – Schlafförderung**
2000. ISBN 3-456-83405-5

MOSBY/Schnabel/Krämer
**Pflegedokumentation – leicht gemacht**
2003. ISBN 3-456-83838-7

Müller-Lobeck
**Arzneimittellehre für die Altenpflege**
2002. ISBN 3-456-83321-0

Niven/Robinson
**Psychologie für Pflegende**
2001. ISBN 3-456-82966-3

Offermann
**Selbst- und Qualitätsmanagement für Pflegende**
2002. ISBN 3-456-83679-1

Phillips
**Dekubitus und Dekubitusprophylaxe**
2001. ISBN 3-456-83324-5

Reinhardt (Hrsg.)
**Schreiben**
2002. ISBN 3-456-83683-X

Sachweh
**«Noch ein Löffelchen?»**
Effektive Kommunikation in der Altenpflege
2002. ISBN 3-456-83588-4

Soyka
**Rückengerechter Patiententransfer in der Kranken- und Altenpflege**
2000. ISBN 3-456-83329-6

Tideiksaar
**Stürze und Sturzprävention**
2000. ISBN 3-456-83269-9

## Examensvorbereitung

Fischer
**Lernkartei Pflege**
Set aus Teilen I–V (Anatomie, Innere, Chirurgie, Krankenpflege, Staatsbürger-, Gesetzes- und Berufskunde)
1998. ISBN 3-456-82930-2

Gien-Gerlach/Gerlach
**Lernkartei Altenpflege**
Teil I: Anatomie und Physiologie
2001. ISBN 3-456-83483-7

Gien-Gerlach/Gerlach
**Lernkartei Altenpflege**
Teil II: Krankheitslehre
2001. ISBN 3-456-83456-X

Kämmer/Gien-Gerlach/Gerlach
**Lernkartei Altenpflege**
Teil III: Neurologie/Gerontopsychiatrie/Gerontologie
2003. ISBN 3-456-83560-4

## Pflegeassistenz

Blunier
**Lehrbuch Pflegeassistenz**
2. Auflage
2002. ISBN 3-456-83810-7

Guignard/Meerwein
**Krankheitslehre für die medizinische Praxisassistenz**
8., überarb. Auflage
2000. ISBN 3-456-83507-8

## Pflegeprozess

Brobst et al.
**Der Pflegeprozess in der Praxis**
2., vollst. überarb. u. erw. Auflage
2003. ISBN 3-456-83553-1

Doenges/Moorhouse/Geissler-Murr
**Pflegediagnosen und Maßnahmen**
3., vollst. überarb. und erw. Auflage
2002. ISBN 3-456-82960-4

Weitere Informationen über unsere Neuerscheinungen finden Sie im Internet unter:
http://verlag.hanshuber.com oder per E-Mail an: verlag@hanshuber.com.

Prof. Dr. med. Rudolf Meyer
(Herausgeber)

# Allgemeine Krankheitslehre kompakt

## 9. Auflage

Unter Mitarbeit von
Dr. med. Knut Wenzelides
Dipl. Med. Päd. Gert Freitag
Dipl. Med. Päd. Josefa Paasch

Verlag Hans Huber
Bern · Göttingen · Toronto · Seattle

**Prof. Dr. med. Rudolf Meyer,** (Hrsg.), Berlin
**Dr. med. Knut Wenzelides,** Frankfurt/Oder
**Dipl. Med. Päd. Gerd Freitag,**
Medizinpädagoge, Greifswald
**Dipl. Med. Päd. Josefa Paasch,**
Medizinpädagogin, Potsdam

Die Deutsche Bibliothek - CIP
Einheitsaufnahme

**Allgemeine Krankheitslehre kompakt /**
Rolf Meyer (Hrsg.). Unter Mitarb. von
Knut Wenzelides... – 9. Aufl. – Bern; Göttingen;
Toronto; Seattle: Huber, 2000

ISBN 3-456-83482-9


1.–6. Auflage 1976–1990.
"Wissensspeicher – Allgemeine Krankheitslehre",
Verlag Volk und Gesundheit, Berlin
7.–8. Auflage 1994–1997.
"Allgemeine Krankheitslehre kompakt",
Verlag Ullstein Mosby, Berlin/Wiesbaden


1. Nachdruck der 9. Auflage 2003
© 2000 by Verlag Hans Huber, Bern


Anregungen und Zuschriften an:
Verlag Hans Huber
Lektorat: Pflege
Länggass Strasse 76
CH-3000 Bern 9
Tel: 0041 (0)31 300 4500
Fax: 0041 (0)31 300 4593
E-Mail: georg@hanshuber.com


Lektorat: Jürgen Georg
Herstellung: Peter E. Wüthrich
Titelillustration: Frank Geisler, Berlin
Satz: SATZFABRIK 1035, Berlin
Druck und buchbinderische Verarbeitung:
Media Print, Paderborn
Printed in Germany

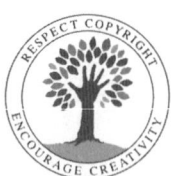

Die Verfasser haben größte Mühe darauf verwandt, daß die therapeutischen Angaben insbesondere von Medikamenten, ihre Dosierungen und Applikationen dem jeweiligen Wissensstand bei der Fertigstellung des Werkes entsprechen.

Da jedoch die Pflege und Medizin als Wissenschaft ständig im Fluß sind, da menschliche Irrtümer und Druckfehler nie völlig auszuschließen sind, übernimmt der Verlag für derartige Angaben keine Gewähr. Jeder Anwender ist daher dringend aufgefordert, alle Angaben in eigener Verantwortung auf ihre Richtigkeit zu überprüfen

Die Wiedergabe von Gebrauchsnamen, Handelsnamen oder Warenbezeichnungen in diesem Werk berechtigt auch ohne besondere Kennzeichnung nicht zu der Annahme, daß solche Namen in Sinne der Warenzeichen-Markenschutz-Gesetzgebung als frei zu betrachten wären und daher von jedermann benutzt werden dürfen.

Dieses Werk, einschließlich aller seiner Teile, ist urheberrechtlich geschützt. Jede Verwertung außerhalb der engen Grenzen des Urheberrechtes ist ohne Zustimmung des Verlages unzulässig und strafbar. Das gilt insbesondere für Vervielfältigungen, Übersetzungen, Mikroverfilmungen sowie die Einspeicherung und Verarbeitung in elektronischen Systemen.

# Vorwort

Die nunmehr in der 8. Auflage erscheinende „Allgemeine Krankheitslehre" orientiert sich in Struktur und Gliederung an die bewährten Vorgänger. Die Inhalte der einzelnen Abschnitte sind allerdings gründlich überarbeitet worden und dem modernen Wissensstand angepaßt worden. Aus diesem Grunde wurde auch ein Abschnitt über Psychosomatik neu aufgenommen.

Neben erforderlichen Korrekturen der Abbildungen wurden eine Reihe neuer aus anderen Publikationen des Verlags mit in das Werk integriert.

Viele Leser der 7. Auflage von „Pathologie kompakt" haben uns über den Verlag ihre Meinung und ihre kritischen Anmerkungen mitgeteilt, für die sich die Autoren ganz herzlich bedanken und hoffen, daß auch die 8. Auflage in gleicher Weise durch die Leser angenommen wird. Viele ihrer Hinweise sind von uns aufgenommen und eingearbeitet worden.

Ganz herzlichen Dank schulden wir dem Verlag Ullstein Mosby und insbesondere dem Lektorat „Pflege", das einen entscheidenden Anteil am Zustandekommen des Buches hat.

Wir hoffen, daß auch diese Auflage eine freundliche Aufnahme bei den Lesern findet und möchte alle ermuntern, uns ihre Anregungen und Kritiken mitzuteilen.

Berlin, März 1997 Rudolf Meyer

## ERLÄUTERUNGEN ZU DEN SYMBOLEN IM TEXT

BEACHTE

$\emptyset$ normal, regelrecht

DEFINITION

$\uparrow$ vermehrt, erhöht

$\downarrow$ vermindert, erniedrigt

LERNKONTROLLE

– kein(e)

# INHALTSVERZEICHNIS

# GESUNDHEIT UND KRANKHEIT

## 1.1 Einleitung

Gesundheit und Krankheit sind wesentliche Erscheinungsformen des Lebens. Sie stellen das Ergebnis positiver bzw. negativer Auseinandersetzungen mit der Umwelt dar. Dies gilt für alle Lebewesen. Gesundheit und Krankheit werden darüber hinaus durch die gesellschaftliche Daseinsweise des Menschen als arbeitendes, denkendes, sprechendes und bewußt handelndes Lebewesen geprägt.

Die Klärung dieser Grundkategorien der Medizin ist für die Entwicklung ihrer Theorie unerläßlich.

## 1.2 Wesen von Gesundheit und Krankheit

### 1.2.1 Gesundheit

Gesundheit des Menschen ist das Ergebnis der erfolgreichen Auseinandersetzung des Systems „Organismus" mit der biologischen und gesellschaftlichen Umwelt. Das daraus resultierende innere Gleichgewicht äußert sich in einem „Schweigen" der Organe. Dieser Zustand ist nicht statisch, sondern muß durch vielfältige biologische und biosoziale Maßnahmen aufrechterhalten werden.

Die WHO hat diesen Zustand wie folgt definiert:

 *Gesundheit ist der Zustand des vollständigen körperlichen, geistigen und sozialen Wohlbefindens und nicht nur das Freisein von Krankheit und Gebrechen.*

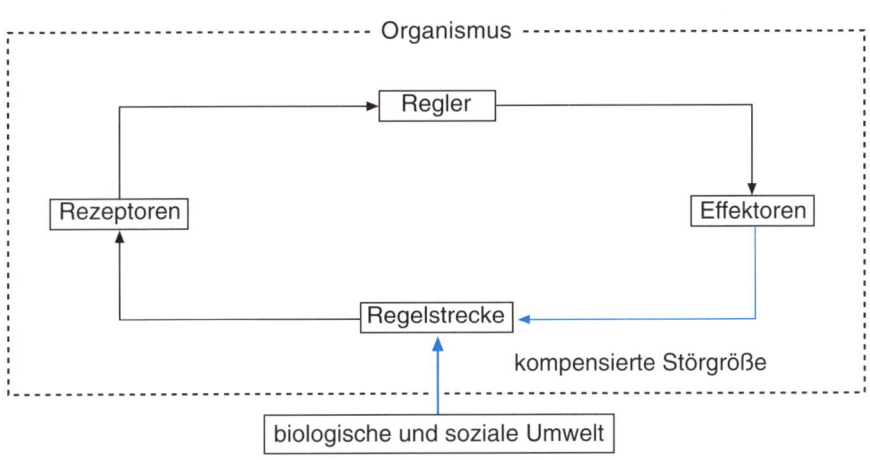

**Abb. 1:   Der gesunde Organismus als Regelkreis**

### 1.2.2 Krankheit

Eine Krankheit ist das Ergebnis erfolgloser Auseinandersetzung des Systems „Organismus" mit der Umwelt. Das im Zustand der Gesundheit wohlgeordnete und aufeinander abgestimmte Struktur- und Funktionsgefüge kann nicht mehr aufrechterhalten werden, weil für eine bestimmte **Störgröße** die Anpassungsfähigkeit des Individuums nicht mehr ausreicht. Für diesen Prozeß spielt die individuelle Haltung des Menschen eine wesentliche Rolle.

 *Eine Krankheit ist eine prozeßhafte Störung von Lebensvorgängen und geht mit strukturellen und funktionellen Atypien einher. Sie stellt ein Mißverhältnis zwischen den ständig wechselnden Umweltbedingungen und der Anpassungsfähigkeit des Organismus dar.*

### 1.3 Krankheitsursachen

Grundsätzlich unterscheidet man folgende Begriffe:

 **Ätiologie:** *Lehre von den Krankheitsursachen (Wodurch entsteht die Krankheit?)* **Pathogenese:** *Lehre von der Entstehungsweise der Krankheiten (Wie entsteht die Krankheit?)*

Die Pathogenese einer Krankheit setzt sich aus mehreren, kausal miteinander verknüpften Einzelschritten zusammen. Krankheiten haben verschiedene Ursachen und unterschiedliche Entstehungsweisen. Neben Erkrankungen, die durch eine Ursache bedingt sind, gibt es auch Krankheiten, die infolge der Einwirkung mehrerer Ursachen entstehen (Polyätiologie).

Die nachfolgende Tabelle zeigt Möglichkeiten des Zusammenwirkens zwischen

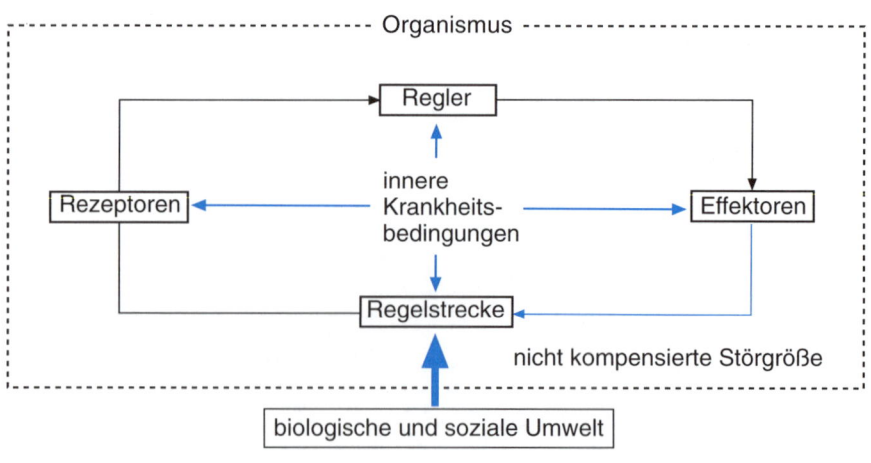

**Abb. 2: Der kranke Organismus als Regelkreis**

Umwelt und Organismus sowie die sich daraus entwickelnde Konsequenz.

**Tab. 1:  Wechselspiel zwischen Umwelt und Organismus**

| Umwelteinflüsse | Anpassungsfähigkeit | Ergebnis |
|---|---|---|
| ∅ | ∅ | Gesundheit |
| ↑ | ↓ | Krankheit |
| ↑ | ∅ | Krankheit |
| ∅ | ↓ | Krankheit |
| ↑ | ↑ | Gesundheit (Adaptation) |
| ∅ | ↑ | Gesundheit |

Prinzipiell werden äußere von inneren Krankheitsursachen unterschieden. Die Ätiologie einer Krankheit läßt sich ganz allgemein in drei Gruppen einteilen (s. Abb. 3).

### 1.3.1 Unbelebte äußere Krankheitsursachen

**Nahrungsbedingte äußere Krankheitsursachen**

Die Nahrung des Menschen sollte den körperlichen und geistigen Anforderungen angepaßt sein. Langdauernde Störungen der Ernährung werden vom Organismus nicht toleriert und führen zu Krankheiten.

Eine länger andauernde **Unterernährung** bzw. ein völliger Nahrungsentzug führen zu:

- Abbau der Glykogenreserven
- Abbau des Depot- und Baufettes (→ Abmagerung)
- Abbau von Eiweiß mit den Folgen eines Organabbaus:
  - Skelettmuskulatur
  - Leber (bis 30 %)
  - Herz (bis 25 %)
  - Niere, Gehirn (bis 10 %)
  - Mangel an Bluteiweißkörpern
  - Störung des Wasserhaushaltes (Hungerödem)

Der Tod tritt durch die **Auszehrung** (Inanition) ein. Sie ist durch Verlust von Körpermasse, völliger Entkräftung und Erschöpfung gekennzeichnet.

Eine länger andauernde **Überernährung** (Luxuskonsumption) führt zur:

- Adipositas („Mastfettsucht") und deren Folgekrankheiten
- Förderung der Arteriosklerose
- Störung des innersekretorischen Systems (Diabetes mellitus als Ergebnis)

 *Gesundheitserziehung und Aufklärung können helfen, ernährungsbedingte Krankheiten zu vermeiden!*

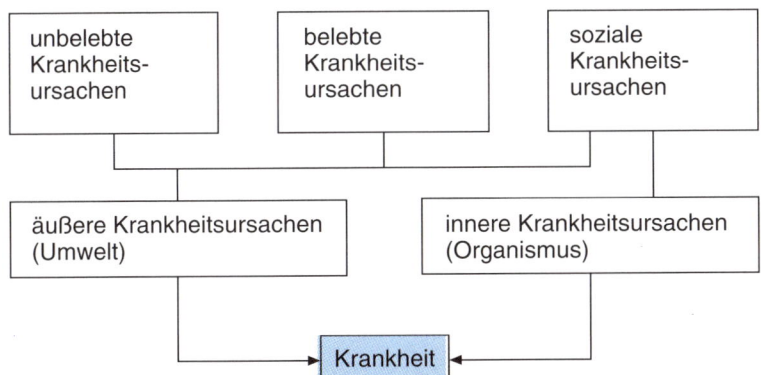

**Abb. 3:  Ursachen und Bedingungen der Entstehung von Krankheiten**

**Tab. 2:** Nahrungsbedingte Krankheitsursachen und ihre Folgen

| Nährstoffe | Überangebot | Mangel |
|---|---|---|
| **Kohlenhydrate** | Förderung der Adipositas | Keine Folgen bei ausreichender Eiweiß- und Fettversorgung |
| **Fette** (Lipide) | Adipositas, Begünstigung der Arteriosklerose | Keine Folgen bei ausreichender Aufnahme von Kohlenhydraten |
| **Eiweiße** (Proteine, Proteide) | – | Wachstumsstörungen bei Kindern, Hungerödem durch Sinken des kolloidosmotischen Druckes, Störung der Antikörperbildung, Gerinnungsstörung |
| **Vitamine** Vitamin $B_1$ (Thiamin) | – | Störungen im Kohlenhydrat- und Energiestoffwechsel, herabgesetzte Empfindlichkeit bestimmter Bereiche des Nervensystems |
| Vitamin $B_2$, Niacin | – | Rhagadenbildung, Störungen im Kohlenhydrat- und Fettstoffwechsel, Pellagra mit Reduzierung der Abwehrbereitschaft |
| Vitamin $B_{12}$ | – | Perniziöse Anämie |
| Vitamin C | – | Skorbut, Möller-Barlow-Krankheit bei Kleinkindern |
| Vitamin A | – | Nachtblindheit, Fehlbildungen, Hautveränderungen |
| Vitamin D | – | Erwachsene: Osteomalazie, Kinder: Rachitis |
| Vitamin K | – | Gerinnungsstörungen und Blutungsneigungen; BEACHTE: *Antibiotika zerstören Kolibakterien, die Vitamin K bilden!* |
| **Elektrolyte** Natrium | Wasserretention | Dehydratation des extrazellulären Raumes |
| Kalium | Muskellähmung, Gefahr eines Herzstillstandes etc. | Paroxysmale Lähmung, Gefahr eines Herzstillstandes, Lethargie etc. |
| Kalzium | – | Störungen der Nerven- und Muskelfunktionen, Tetanie, Gerinnungsstörungen |
| Eisen | Hämosiderose (z. B. infolge häufiger Bluttransfusionen) | Eisenmangelanämie, Störungen der Hämoglobinbildung und der Erythropoese |
| Phosphor | – | Störungen am Skelett und beim Zahnaufbau |
| Jod | – | Struma, Kretinismus, Myxödem |
| **Wasser** | Kreislaufstörungen | Kreislauf- und Elektrolytstörungen |

**Tab. 2:** Fortsetzung

| Nährstoffe | Überangebot | Mangel |
|---|---|---|
| **Genußmittel**<br>(Abusus/Mißbrauch)<br>Alkohol<br><br><br><br><br><br><br><br>Kaffee/Tee | Kreislaufstörungen,<br>Leberzirrhose, Deli-<br>rium tremens, Poly-<br>neuritis, erhöhter<br>Vitaminbedarf, psy-<br>chische Störungen,<br>Erkrankungen der<br>Verdauungsorgane<br>Paradoxe Reaktionen<br>des Zentralnerven-<br>systems, Kreislaufstö-<br>rungen | ∅<br><br><br><br><br><br><br><br>∅ |

**Chemisch-toxische Krankheitsursachen und deren Folgen**

Die Aufnahme von Giften führt allgemein zur Leistungsminderung oder Beeinträchtigung der Zell- und Gewebefunktion durch

- Zerstörung bestimmter Zellbestandteile,
- Denaturierung von Eiweißen,
- Inaktivierung von Enzymen,
- übermäßige Wasseraufnahme oder Wasserentzug.

Die Wirkung ist abhängig von

- der Dosierung des Gifts (leichte, schwere, tödliche Vergiftungen),
- Dauer der Einwirkung (akute, chronische Vergiftungen),
- der Disposition des Menschen (Alter, Gewöhnung) und
- der Art des Giftes (Organotropie der Gifte).

**Tab. 3:** Physikalische Krankheitsursachen und deren Folgen

| Ursachen | Folgen |
|---|---|
| **Mechanische Ursachen:** (scharfe, stumpfe, gemischte) Traumen, erhöhter Druck oder Schall | Gewebedefekte durch Zug und Druck: Wunden, Frakturen, Luxationen, Rupturen, Blutungen, Erschütterungen, Schädigung des Nervensystems, traumatischer Schock |
| **Thermische Ursachen** Erhöhte Wärmeeinwirkung | **Örtlich:** Verbrennungen 1. Grades: Gefäßerweiterung → Rötung, 2. Grades: Gefäßwandschädigung → Blasenbildung, Ödem, 3. Grades: Nekrose, 4. Grades: Verkohlung BEACHTE: *Die Oberflächenausdehnung ist wichtiger als der Grad der Verbrennung!* **Allgemein:** Intoxikation durch Zerfallsprodukte, Schock, Infektion → Sepsis |
| Kälteeinwirkung | **Örtlich:** Erfrierungen 1. Grades: Gefäßerweiterung → blaurote Verfärbung, 2. Grades: Gefäßwandschädigung → Blasenbildung, Ödem, 3. Grades: irreversible Gefäßlähmung → Nekrose, 4. Grades: völlige Gewebsvereisung → Nekrose, Spätfolgen: Durchblutungsstörungen, Endangiitis → Nekrose **Allgemein:** Hypothermie → Zusammenbruch des Stoffwechsels BEACHTE: *Der kritische Temperaturbereich liegt bei 20–26 °C.* |
| **Elektrischer Strom** Stromstärkenbereich von 0,025–0,080 A, 100–500 V | Örtlich geringe Wirkung, Blutdrucksteigerung, Muskelkrampf, Herzkammerflimmern, Lähmung des Atemzentrums |
| Hochspannung | Örtlich Strommarken, tetanische Muskelkontraktion, Tod durch Herzstillstand |
| **Strahlen** • Sichtbares Licht in zu hoher Intensität • Ultraviolettstrahlung • Infrarotstrahlung (Wärmestrahlung) | Verbrennungen der Haut, Schock |
| • Ionisierende Strahlen (Röntgen-, Alpha-, Beta-, Gamma- und Protonenstrahlen), Neutronen | Degeneration und Nekrosen, Karzinom, genetische Krankheiten, Strahlenkrankheiten |

**Tab. 4: Chemisch-toxische Krankheitsursachen**

| Ursachen | Folgen |
|---|---|
| **Exogene Gifte**<br>Örtlich wirkende Gifte wie Säuren und Laugen | Nekrosen |
| Allgemeinwirkende Gifte:<br>• CO (Kohlenmonoxid)<br>• Pb (Blei) | Vergiftung durch<br>• Bildung von Kohlenoxidhämoglobin<br>• toxische Anämie |
| Anorganische Gifte wie Sublimat | Nekrosen, lokale Verätzungen |
| Organische Gifte:<br>• CCl₄ (Tetrachlorkohlenstof)<br>• Schlangengifte<br>• Amanitin (Gift des Knollenblätterpilzes) | • Nekrosen<br>• Nervenlähmung, Herz-Kreislaufstörungen, tödlich verlaufende Krämpfe |
| Synthetische Gifte wie Herbizide, Arzneimittelabusus | Vergiftung (Fehlbildung, Karzinome) |
| **Endogene Gifte**<br>Ketone, Harnstoff | Stoffwechselstörungen |

## 1.3.2 Belebte Krankheitsursachen
### Pathogene Wirkung der Würmer

- Mechanische Schädigung durch Verlegung von Lichtungen und Blutgefäßen, Gewebszerstörungen
- Störung der Nahrungsaufnahme im Darm
- Entzug von Blut und Lymphe (→ Anämien)
- Toxische Schädigung (→ Entzündungen)

### Pathogene Wirkung der Mikroparasiten

 *Die Gesamtheit der pathogenen Eigenschaften wird als Virulenz bezeichnet.*

Zur **Virulenz** zählen:
- Infektiosität,
- Toxizität und
- Vitalität.

**Tab. 5: Übersicht der Krankheitserreger**

| Makroparasiten (tierische Parasiten, Vielzeller) | Mikroparasiten (pathogene Mikroben) |
|---|---|
| • Würmer: Bandwürmer, Spulwürmer, Trichinen<br>• Milben: Haarmilben, Hautmilben (→ Krätze) | • Viren → Hepatitis, Röteln, Grippe, AIDS<br>• Bakterien → Angina, Abszeß, Ruhr, Salmonellosen<br>• Pilze → Haut-, Schleimhaut-, Organmykosen<br>• Protozoen → Toxoplasmose, Malaria |

*Als Infektiosität bezeichnet man die Fähigkeit von Mikroparasiten, in den Organismus einzudringen und sich trotz der natürlichen Abwehrkräfte in ihm zu vermehren.*

*Die Toxizität umfaßt die giftigen und damit schädigenden Eigenschaften oder Wirkungen chemischer Substanzen von Mikroorganismen; sie ist von der Dosis abhängig.*

Bei den **Toxinen** unterscheidet man
1. **Ektotoxine**, die von lebenden Keimen abgegeben werden, z. B. von Tetanusbazillen, und
2. **Endotoxine**, die beim Zerfall von Krankheitserregern freigesetzt werden, z. B. Salmonellen, Shigellen.
Die Toxine sind artspezifisch und rufen als **Antigene** eine **Antikörperbildung** hervor. Die Wirkungsweise der Toxine ist je nach Art der Krankheitserreger unterschiedlich. Zahlreiche Bakterientoxine wirken als **Enzyme** und als **Pyrogene**.

*Vitalität bezeichnet die Lebensfähigkeit der Krankheitserreger.*

Sie ist abhängig vom Milieu, in dem sich die Krankheitserreger befinden. Ist dieses optimal, so besteht eine hohe Vitalität und damit eine hohe Infektiosität und Toxizität. Dabei spielt auch die Resistenz der Krankheitserreger eine Rolle:
- Die **Chemotherapeutikaresistenz** entwickelt sich als

- natürliche Resistenz, die durch eine genetische Ausstattung bedingt ist (bei Viren),
- erworbene Resistenz durch Veränderung des Genmaterials (Chemotherapeutika werden unwirksam).
- Die **Resistenz gegenüber Umwelteinflüssen** ist bei einigen Krankheitserregern durch die Fähigkeit, Sporen zu bilden, bedingt. In dieser Form können sie Wärme, Kälte u. a. über lange Zeit überstehen.

### 1.3.3 Soziale Krankheitsursachen
Psychische und physische **Belastungen** bzw. **Überforderungen** können die Entstehung einer Krankheit begünstigen, im Einzelfall ihre Entstehung verursachen. Zu diesen krankheitsauslösenden Faktoren zählen:
- inadäquater Arbeitseinsatz (Einsatz unter zu hohen, aber auch unter zu niedrigen Anforderungen),
- geistige und körperliche Behinderung,
- extreme Lebenssituation,
- akute oder längere Überlastung,
- abruptes Ändern des umgebenden Milieus bzw. der gewohnten Verhaltensweisen,
- schlechte Wohnverhältnisse, einschließlich Obdachlosenasyle,
- Arbeitslosigkeit,
- soziale und psychische Isolierung der Menschen,
- ständig wachsende Menge verschiedenartiger Informationen,
- mangelnder Ausgleich von der Arbeitsbelastung,
- Mobbing.

### 1.3.4 Innere Krankheitsbedingungen

 *Die inneren Krankheitsbedingungen umfassen Veränderungen des inneren Gleichgewichts eines Organismus, welche die notwendigen Voraussetzungen für das Wirksamwerden von Krankheitsursachen darstellen.*

Gegenwärtig steht eine exakte naturwissenschaftliche Klärung der zur Krankheit führenden individuellen Reaktionsweise des gesunden Lebewesens auf Umwelteinflüsse noch aus. Zur näheren Erläuterung dieser inneren Krankheitsbedingungen dienen die Begriffe Disposition, Konstitution und Adaptation.

 *Die Disposition (Krankheitsaufnahmebereitschaft) beinhaltet alle innere Faktoren, die Voraussetzung für das Wirksamwerden äußerer Krankheitsursachen sind.*

Der Organismus ist nicht in der Lage, sein inneres Gleichgewicht stabil zu halten; seine Anpassungsfähigkeit gegenüber veränderten Bedingungen ist eingeschränkt. Es werden folgende Arten der Disposition unterschieden:
- **Allgemeine Disposition**
  - zeitliche Disposition
  - physiologische Disposition
  - pathologische Disposition
- **Organdisposition**
  - physiologische Disposition
  - pathologische Disposition

 *Die Konstitution bezeichnet die Gesamtheit der körperlichen Eigenschaften, die das besondere Verhalten gegenüber äußeren Einflüssen bestimmt.*

Die Konstitution (Phänotypus) basiert zum einen auf die ererbte Anlage (Genotypus) und zum anderen auf Funktions- und Strukturmerkmale (Paratypus), die durch nachhaltige Umwelteinflüsse geprägt sind.

Phänotypus = Genotypus + Paratypus

 *Jeder Mensch hat seine ihm eigene Konstitution!*

 *Adaptation bezeichnet die Eigenschaft des Organismus, seine Stabilität gegenüber Veränderungen der Umwelt durch strukturelle Anpassungsvorgänge zu bewahren.*

Adaptation ist ein biologisches Grundphänomen jedes lebenden Organismus. Sie resultiert aus der Anpassung an veränderte Bedingungen.
Die eingeschränkte Adaptation stellt eine Form der Disposition dar.

### Psychosomatik und Krankheitsentstehung

In der psychosomatischen Medizin werden den psychischen Prozessen bei der Entstehung von organischen Krankheiten und körperlichen Leiden eine wesentliche Bedeutung beigemessen. Diese Form der Krankheitslehre untersucht und bewertet die Kofaktoren für den Ausbruch und den Verlauf organischer

Erkrankungen; diese können in der Persönlichkeit des Menschen begründet sein. Die psychosomatische Medizin berücksichtigt demnach folgende Grundlagen:

1. genetische und/oder erworbene Organdisposition,
2. individuelle psychische Verarbeitungsmechanismen.

Unbestritten bleibt die Tatsache, daß psychosomatische Störungen die Entstehung und den Verlauf organischer Erkrankungen prägen können. Das Problem besteht gegenwärtig darin, daß sich diese psychischen Veränderungen schwer erfassen und objektivieren lassen. Aus diesem Grunde ist die Psychosomatik in das gegenwärtige System der nosologischen Krankheitsbetrachtung nur schwer zu integrieren.

### 1.4 Symptome

 *Die Erkennung und Benennung einer Krankheit wird als **Diagnose** bezeichnet.*

Infolge der fließenden Übergänge zwischen Gesundheit und Krankheit gilt eine bestimmte Durchschnittsnorm als Maßstab zur Abgrenzung krankhafter Zustände. Abweichungen von dieser Norm dienen der Krankheitserkennung und werden als **Heterologien** bezeichnet. Die Abweichung kann das Ausmaß (Heterometrie), die Zeit (Heterochronie) und den Ort (Heterotopie) betreffen. Wiederkehrende Muster von Krankheitszeichen (**Symptome**) ermöglichen die Unterscheidung bestimmter Krankheiten. Die Symptome werden durch die klinischen Untersuchungen festgestellt (Erhebung des aktuellen Status und der Anamnese) und durch paraklinische,

meist labortechnische Untersuchungsverfahren (z. B. Röntgen, Blutbild, EKG u. a.), objektiviert.

Es gibt auch Krankheitsbilder, die sich in Form zahlreicher Symptome, d. h. als Symptomkomplex oder **Syndrom**, äußern.

Symptome lassen sich in zwei Gruppen einteilen:

- **Subjektive Symptome** werden vom Patienten angegeben, sind jedoch durch Untersuchungsmethoden nicht immer nachweisbar.
- **Objektive Symptome** können durch Untersuchungsmethoden (qualitativ und quantitativ) festgestellt werden, sind jedoch vom Patienten nicht immer wahrnehmbar.

Außerdem unterscheidet man

- **allgemeine Symptome**: unspezifische Zeichen einer Krankheit, die im Prodomalstadium auftreten,
- **Kardinalsymptome**: typische Zeichen einer bestimmten Krankheit, z. B. bei Diabetes mellitus:
  - Hyperglykämie,
  - Hyperketonämie und
  - Glucosurie.

Allgemeine Symptome sind für die Früherkennung und frühzeitige Behandlung einer Krankheit von großer Bedeutung. Häufig auftretende allgemeine Symptome sind:

**1. Schmerzen** (Dolor): Sie stellen ein Signal dar, um den Körper vor einer Gefahr in einem bestimmten Bereich zu warnen. Schmerzen können durch physikalische, chemische und thermische Reize ausgelöst werden, aber auch durch schmerzerregende Stoffe, die im Organismus entstehen, z. B. Histamin, Serotonin, Bradykinin, Kallidin.

Schmerzempfindungen werden von den Schmerzrezeptoren über spezielle afferente Schmerzbahnen zum Hirnstamm und zum Thalamus-Cortex-System geleitet. Hier erfolgt die zentrale Verarbeitung und Projektion.

Man unterscheidet folgende Schmerzarten:

• Der **Oberflächenschmerz** (Hautschmerz) ist gut zu lokalisieren; er wird als stechend oder brennend angegeben.

• Der **Tiefenschmerz** (tiefer Hautschmerz, Organschmerz) läßt sich nur schlecht oder gar nicht lokalisieren; er hat einen dumpfen, bohrenden, quälenden Charakter.

 *Die Stärke des Schmerzes ist kein Gradmesser für den Umfang oder die Schwere der Gewebe- oder Organschädigung. Der Schmerz kann bei bestimmten Krankheiten ganz fehlen, z. B. bei Leukämie oder malignen Geschwülsten im Anfangsstadium.*

**2. Fieber** (Febris, Pyrexia): Fieber ist das Ergebnis einer unspezifischen pathologischen Reaktion, die zu einer Hyperthermie des Körpers führt.

Durch Erhöhung des Sollwerts kommt es zu einer Niveauveränderung des Temperaturregulationszentrums im Hypothalamus.

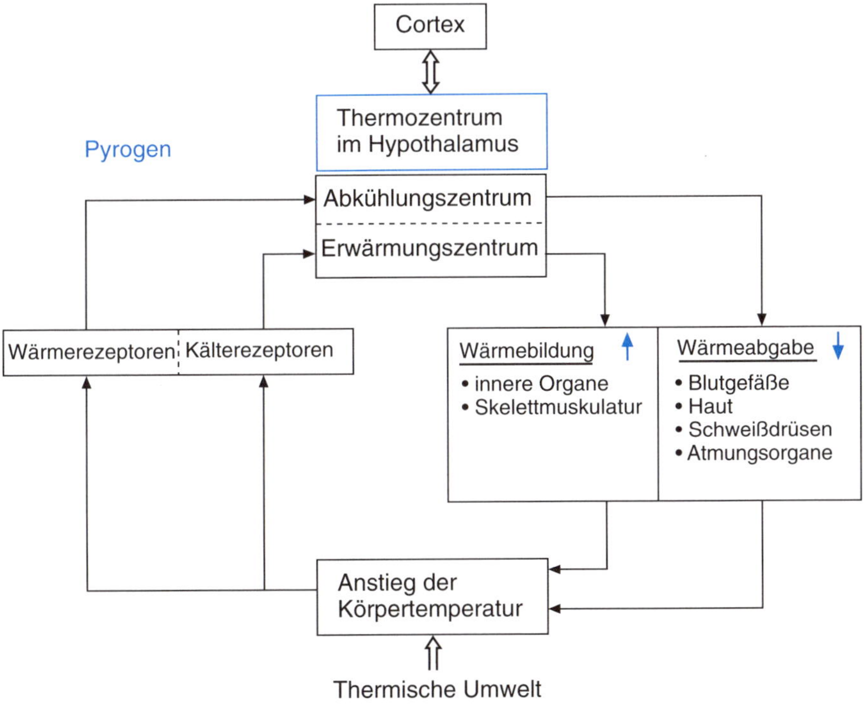

**Abb. 4: Entstehung des Fiebers**

Die Ursache dieser Veränderung sind **Pyrogene** (fiebererzeugende Stoffe). Auch psychische Einflüsse können über die Großhirnrinde (Cortex) Fieber hervorrufen, z. B. das sog. Lampenfieber oder Prüfungsfieber.

Die Zunahme der Körpertemperatur erfolgt in drei Stufen:
- Fieberanstieg: Beginn der Wirkung des Pyrogens,
- Fiebergipfel: volle Wirkung des Pyrogens,
- Fieberabfall: Abbau des Pyrogens.

Nach der Höhe der Rektaltemperatur unterschiedet man folgende Zustände:
- subfebrile Temperatur: 37,1 – 37,9 °C
- leichtes Fieber: 38,0 – 38,4 °C
- mäßiges Fieber: 38,5 – 39,5 °C
- hohes Fieber: 39,6 – 41,5 °C
- hyperpyretisches Fieber: 41,6 °C und mehr

Tagesrhythmische Schwankungen der Körpertemperatur bleiben beim Fieber erhalten. Eine Reihe von Krankheiten zeichnen sich durch besondere Fiebertypen aus, die für die Differentialdiagnose von Bedeutung sein können.

 *Eine Therapie mit Antibiotika oder/und Antipyretika kann den Fieberverlauf verändern.*

Fieber kann eine unterschiedliche Bedeutung haben.
**Positiv** ist die
- erhöhte Abwehrbereitschaft (Resistenz) und
- erhöhte Blut- und Lymphzirkulation.

**Negativ** ist die
- Appetitlosigkeit (Inappetenz),
- Kollapsneigung,
- Leistungsschwäche.

**3. Leistungsschwäche**: Man unterscheidet zwischen einem **langsamen** und **plötzlichen Leistungsabfall** (Leistungsknick). Sie basieren auf Krankheiten, aber auch psychische Störungen und Genußmittelmißbrauch.

**4. Gewichtsveränderungen**

Normalgewicht (kg) = Körpergröße (cm) – 100

Eine Gewichtszunahme liegt vor bei
- Adipositas,
- Flüssigkeitsretention und Ödemen,
- endokrinen Erkrankungen,
- gesteigertem Appetit infolge psychischer Erkrankungen (Eßsucht).

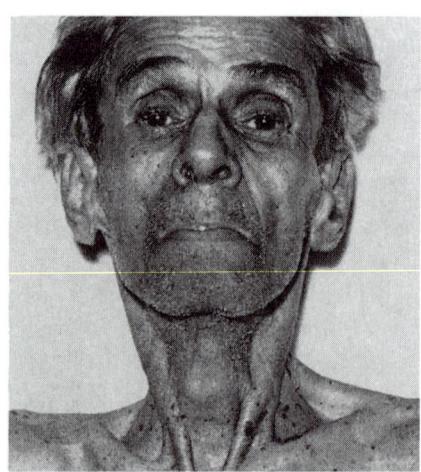

**Abb. 5: Typisches Aussehen eines abgemagerten Patienten mit Krebs. Aus: Seidel, H. M. et al.: Mosbys Guide to Physical Examination, Mosby-Year Book Inc., St. Louis 1987**

Eine Gewichtsabnahme findet man bei
- Geschwülsten,
- Alkoholismus,
- chronischen Infektionen,
- Ernährungs- und Resorptionsstörungen,
- Anorexie/Magersucht

**5. Schlafstörungen** lassen sich in Einschlafstörungen und Durchschlafstörungen einteilen. Als Ursachen kommen bestimmte Krankheiten, Schmerzzustände, Genußmittel oder Umweltbedingungen infrage.

**6. Schwindel** ist das Gefühl einer Gleichgewichtsstörung. Er kommt bei Kreislaufstörungen (z. B. Hypotonie, Anämie, Hypoxämie), psychogenen Störungen sowie bei vestibulären Erkrankungen (z. B. Entzündung, Fraktur) vor.

**1.5 Krankheitsverlauf**

Die Entwicklung und der Verlauf einer Krankheit sind durch ineinander übergehende Stadien gekennzeichnet.
- **Latenzstadium**: Die Auseinandersetzung des Organismus mit der Krankheitsursache entscheidet darüber, ob eine Krankheit sich entwickeln kann oder die Gesundheit erhalten bleibt. Beim Entstehen der Krankheit erfolgt ein Qualitätsumschlag.
- **Prodromalstadium** (Vorläuferstadium): Dieses Stadium geht der Krankheit unmittelbar voraus. Es ist durch allgemeine und unspezifische Symptome gekennzeichnet, z. B. Kopfschmerzen, Appetitlosigkeit, Abgeschlagenheit. Daneben beginnen die für eine bestimmte Krankheit

typischen Symptome sichtbar zu werden.
- **Manifestationsstadium** (Hauptstadium): Der Beginn dieser Phase verläuft meist akut. Die für das Krankheitsbild typischen funktionellen und morphologischen Veränderungen treten auf.
- **Rekonvaleszenzstadium** (Genesungsstadium): In dieser Phase erfolgt der qualitative Umschlag zur Gesundheit. Die funktionellen und morphologischen Erscheinungen der Krankheit bilden sich zurück; der Organismus ist aber noch anfällig gegenüber Einwirkungen von Krankheitsursachen.

Diese Krankheitsstadien sind in ihrem Erscheinungsbild variabel, d. h., sie sind in Stärke und Zeitdauer sehr verschieden.
Der Verlauf einer Krankheit kann durch **Komplikationen** ungünstig beeinflußt werden. Sie werden durch zusätzliche äußere Einwirkungen oder verschlechterte innere Bedingungen verursacht und können in unmittelbarem oder mittelbarem Zusammenhang mit der Krankheit stehen.

 *Beim Menschen wird der Krankheitsverlauf entscheidend von seinem Bewußtsein (Krankheitserlebnis und Krankheitseinsicht) mitbestimmt.*

Diese Tatsache schließt ein, daß jede Person eine entscheidende **persönliche Verantwortung** für den Erhalt und die Stabilisierung sowie die schnelle Wiederherstellung seiner Gesundheit hat.

## 1.6 Ausgang und Folgen einer Krankheit

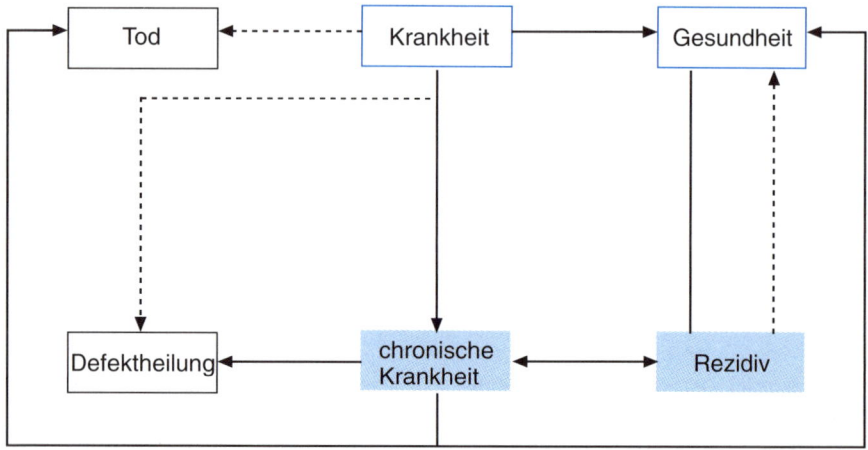

**Abb. 6:** Ablaufschema einer Krankheit mit dem möglichen Ausgang

 **Lernkontrolle und Übungen**

1. Worin bestehen die Gemeinsamkeiten und die Unterschiede zwischen Gesundheit und Krankheit?

2. Definieren Sie Ätiologie und Pathogenese einer Krankheit.

3. Welche subjektiven und objektiven Krankheitssymptome können Sie am Patienten beobachten?

4. Erläutern Sie den Zusammenhang zwischen dem Rekonvaleszenzstadium und der Disposition einer Krankheit.

5. Wodurch unterscheiden sich Konstitution und Disposition?

6. Was ist der Unterschied zwischen Symptom und Syndrom?

7. Unter welcher Voraussetzung kann eine Krankheit entstehen?

8. Erklären Sie an einem Beispiel, welche Rolle soziale Faktoren bei der Krankheitsentstehung spielen.

9. Zeigen Sie Ernährungsgewohnheiten auf, die bei der Entstehung von Krankheiten wesentlich sein können.

# 2

# REGELUNG UND IHRE STÖRUNGEN

## 2.1 Einleitung

Zur erfolgreichen Informationsverarbeitung und damit zur Erhaltung des strukturellen und funktionellen Optimums verfügt der Organismus über eine Vielfalt verschiedenartiger **Regulationsmechanismen**. Diese laufen in einem festgefügten Regelsystem ab. Die **Regelkreise** sind in mehreren Ebenen angeordnet:

- Regelung der Zellfunktionen,
- Regelung der Organfunktionen,
- Regelung der Funktionen des Gesamtorganismus.

Aufgrund der Verflechtung kann ein Regelkreis im System der Gesamtregelung eine über-, unter- oder nebengeordnete Rolle spielen.
Damit erfüllt die Regelung **zwei Hauptaufgaben**:
1. die erfolgreiche Auseinandersetzung mit Störfaktoren aus der Umwelt und
2. die Aufrechterhaltung des inneren Gleichgewichts.

## 2.2 Besonderheiten der biologischen Regelung

Die biologische **Kybernetik** untersucht die Steuerung und Regelung der Körperfunktionen und der inneren Ordnung in ihrer Bewegung und Entwicklung. Eine wesentliche Grundlage der Kybernetik ist das Prinzip der **Rückkopplung** (Feedback) im Regelsystem, das dem

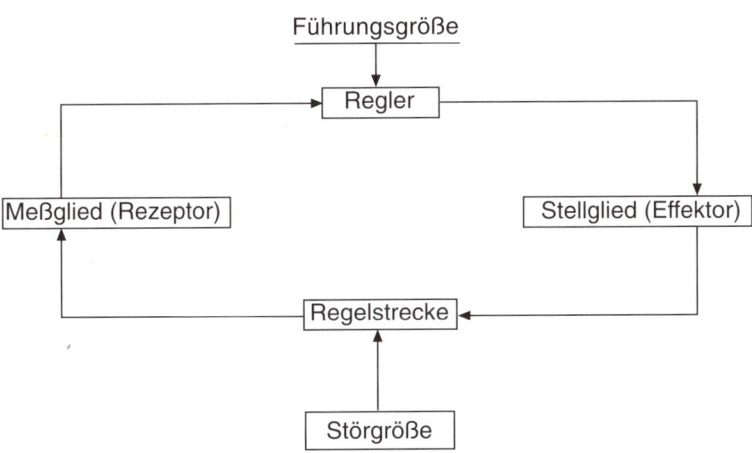

**Abb. 7: Aufbau eines Regelkreises**

Regler einen Soll-Ist-Vergleich und damit die Ermittlung einer **Stellgröße** ermöglicht.

Gegenüber technischen Regelkreisen weist die biologische Regelung folgende Besonderheiten auf:

- Biologische Regelkreise haben **kybernetischen** Charakter.
- Die Führungsgröße ist **keine absolute Konstante**, sondern paßt sich innerhalb bestimmter Grenzen den biologischen Notwendigkeiten an, z. B. bei der Regelung der Körpertemperatur.
- Die Regelstrecke ist ständig dem Einfluß von Störungen ausgesetzt, so daß die Regelgröße **unterschiedliche Werte** aufweist, die in bestimmten Grenzen Normalwerte darstellen, z. B. beim Blutzuckerspiegel 4,44 – 6,66 mmol/l (80–120 mg%).
- Regelkreise können sich antagonistisch verhalten. Das Ergebnis eines Regelkreises (Regelgröße) kann bei einem anderen Regelkreis als Stör-

bzw. Führungsgröße wirken, z. B. bei der Glykogenese und der Glykolyse. Auf diese Weise wird ein **dynamisches Gleichgewicht** erreicht und aufrechterhalten.

- Die Informationsübertragung vom Rezeptor zum Regler und Effektor vollzieht sich in den Regelkreisen auf Organ- und Organismusebene über das **Nervensystem** (Aktionspotentialänderungen) und/oder über das **inkretorische System** (Hormone), bei der zellulären Regelung durch Substrate und mRNA.
- Ein Strukturelement kann in biologischen Regelkreisen **unterschiedliche Funktionen** übernehmen, z. B. kann die Nebenniere Regler, Regelstrecke, Effektor und Rezeptor sein.
- Eine Störung kann praktisch **an jedem Element** des Regelkreises wirksam werden.
- Aufgrund der Verflechtung der Regelsysteme kann eine nicht zu besei-

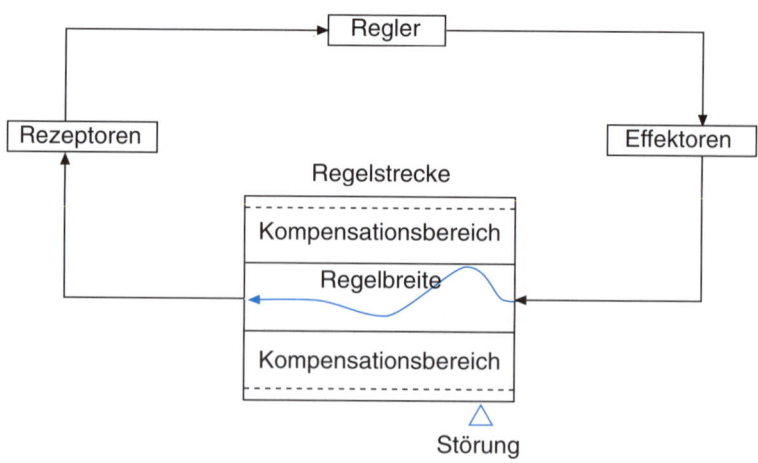

**Abb. 8:** **Eingriff der Störgröße in den Regelkreis**

Regelstrecke

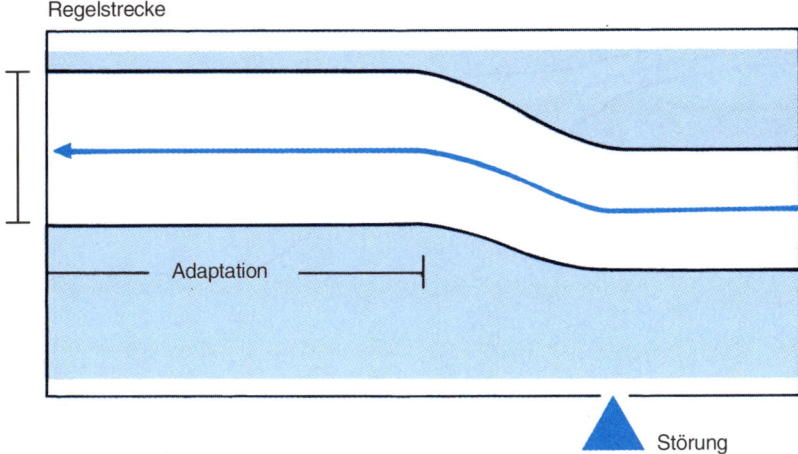

**Abb. 9:  Adaptation**

Regelstrecke

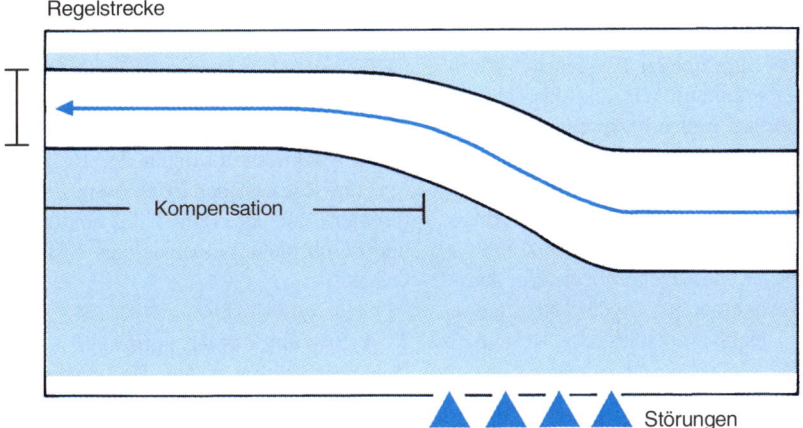

**Abb. 10:  Kompensation**

tigende Störgröße eines Regelkreises durch **andere Regelkreise** ausgeglichen werden.

- Das Ergebnis dieser Wirkung sind **Adaptation** und **Kompensation**. Gelingt die erfolgreiche Regelung gegenüber der Störgröße nicht, kommt es zur **Dekompensation**. Das bedeutet Krankheit, die zum Tod führen kann.

**Normale Regulation**: Sie dient der Aufrechterhaltung oder Wiederherstellung der Gesundheit durch Beseitigung der Störung im betreffenden System.

**Adaptation**: Normale Regulation zur Anpassung andauernder Störungen. Die Regulation wird auf ein neues Niveau eingestellt. Die Regulationsbreite kann einen größeren Bereich erreichen.

Regelstrecke

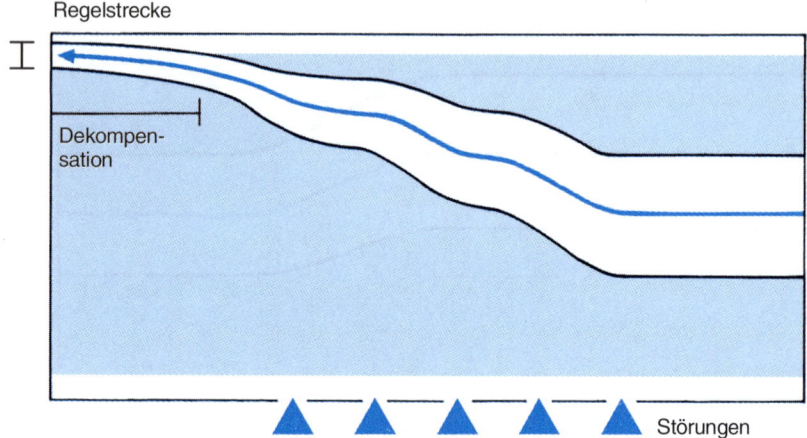

Dekompen-
sation

Störungen

**Abb. 11: Dekompensation**

**Kompensation**: Ausgleich von Störungen mit Hilfe anderer Regelsysteme unter Einschränkung der Regelbreite und der Stabilität und mit Anpassung an einen pathologischen Zustand.

**Dekompensation**: Nichtkompensierbare Störungen führen zur Einschränkung der Regelbreite. Die Dekompensation kann zum Zusammenbruch der Regulation führen. Daraus resultieren Krankheit bzw. Tod.

## 2.3 Störung der Regelung

Die **Störgröße** wird als eine Einwirkung auf die Regelstrecke definiert, wodurch sich die Regelgröße verändert. Der Regler veranlaßt daraufhin **gegenläufige Aktionen**. Zur Krankheit kann es kommen, wenn Größe und Dauer der Störung die Grenzen der Regelstrecke überschreiten, z. B. beim dekompensierten Schock oder wenn die Regelstrecke bei normaler Störgröße reduziert ist. Eine Einschränkung der Regelbreite tritt auf, wenn eine Störung des Rezeptors, des Reglers, des Effektors oder der Informationsübertragung vorliegt.

Störungen der Regulation entstehen durch Funktionsstörungen der Rezeptoren, des Reglers, der Effektoren, der afferenten und efferenten Verbindungen und durch nichtkompensierbare Störgrößen.

### 2.3.1 Störung des Rezeptors

Bei Veränderungen auf Rezeptorebene kommt zu einer **gestörten Informationsübertragung**, oft auch zu einer Veränderung der Reizschwelle, so daß aufgrund eines falschen Ist-Wertes fehlerhafte Informationen an den Regler weitergeleitet werden. Die Folgen sind nicht angepaßte Stellgrößen und Effektorfunktionen.

**Beispiel:** Bei der essentiellen Hypertonie sind die Druck- oder Pressorezeptoren auf ein zu hohes Blutdruckniveau eingestellt. Dadurch wird der Blutdruck vom Regler im hypertonischen Bereich gehalten.

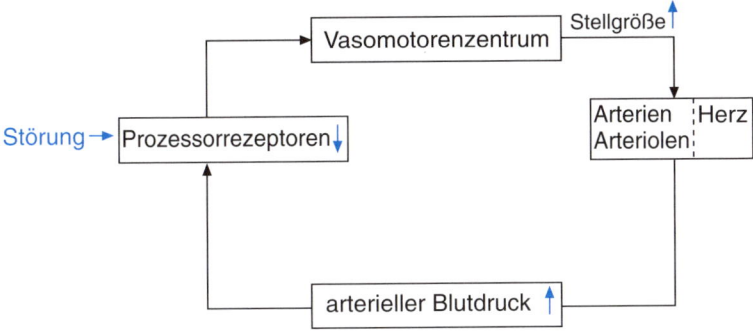

**Abb. 12: Entstehung des Bluthochdrucks**

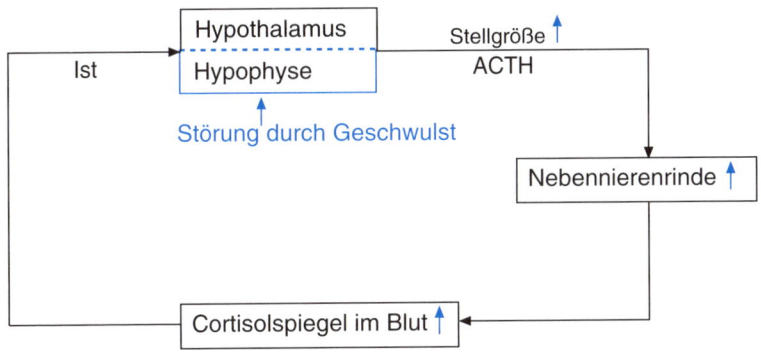

**Abb. 13: Störung der hormonellen Regulation infolge einer Veränderung des Reglers**

### 2.3.2 Störung des Reglers

Wenn der Regler gestört ist, gibt er eine fehlerhafte Stellgröße an den Effektor ab.

**Beispiel:** Morbus Cushing. Ein Hypophysenadenom führt zu einer Überfunktion der Hypophyse mit erhöhter ACTH-Produktion. Die Folge ist eine sekundäre Überfunktion der Nebennierenrinde (NNR) mit einem pathologischen Anstieg des Kortisolspiegels im Blut.

### 2.3.3 Störung des Effektors

Eine Störung des Effektors führt zu pathologischen Funktionsveränderungen an der Regelstrecke. Der Effektor ist nicht in der Lage, die richtigen Stellgrößen zu realisieren.

**Beispiel:** Morbus Addison. Diese Erkrankung der Nebenniere führt zu einer ungenügenden oder fehlenden Kortisolbildung. Über die Rückkopplung reagiert die Hypophyse mit einer erhöhten ACTH-Ausschüttung.

### 2.3.4 Störung der Informationsübertragung

Eine Störung des Regelkreises kann darüber hinaus die Verbindung zwischen den Elementen betreffen (Nervener-

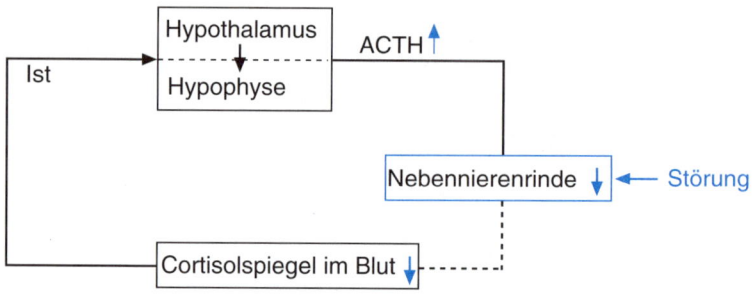

**Abb. 14:** **Störung der hormonellen Regulation infolge einer Veränderung des Effektors**

krankungen, Störung der Transportfähigkeit des Blutes). Daraus resultiert eine gestörte oder fehlende Informationsübertragung.

### 2.3.5 Nichtkompensierbare Störgröße

Wirkt die Störgröße lange genug ein bzw. überschreitet sie die Größe der Regelstrecke, besteht die Möglichkeit, daß die Störgröße nicht mehr kompensiert bzw. adaptiert werden kann.

**Beispiel:** Kälteexposition führt zu einer Steigerung der Wärmebildung und zu einer Drosselung der Wärmeabgabe. Bei extrem langer und starker Kälteeinwirkung sinkt die Körpertemperatur trotz der eingeleiteten Gegenregulationen. Es kommt zur Hypothermie. Körperkerntemperaturen bis 26 °C rufen keine irreversiblen Störungen hervor. Dieser Zu-

stand wird für die künstliche Hypothermie ausgenutzt. Temperaturen unter 26 °C können zu irreversiblen Schäden und damit zum Tode führen.

 **Lernkontrolle und Übungen**

1. Durch welche Merkmale ist die biologische Regelung gekennzeichnet?

2. Was verstehen Sie unter Adaptation und Kompensation?

3. Nennen Sie den Regler für den Gesamtorganismus.

4. Erklären Sie regeltechnisch Adaptation und Kompensation.

# 3 PATHOLOGIE DER ZELLE

## 3.1 Einleitung

Die **Zelle** ist die kleinste organisierte Einheit des lebenden Organismus. Bereits Rudolf Virchow hat erkannt, daß in der Zelle die entscheidenden Vorgänge bei der Entstehung einer Krankheit ablaufen. Die Kenntnisse über die Bestandteile der Zelle und ihrer Funktionen wurden durch den Einsatz morphologischer Methoden (Elektronenmikroskopie, Immunfluoreszenzmikroskopie u. a.) erbracht.

Die Zelle weist Eigenschaften eines **biokybernetischen Systems** auf; sie ist in der Lage, äußere Störungen auszugleichen, um dadurch das System in gewissen Grenzen stabil zu halten.

Zu den Elementen dieses Systems gehören:

- Zellkern (Nukleus) mit Karyoplasma, Nukleolus, Kernmembran,
- endoplasmatisches Retikulum in granulärer und agranulärer Form sowie die Polysomen,
- Golgi-Komplex,
- Mitochondrien,
- Lysosomen,
- Mikrobodies,
- Grundplasma (Hyaloplasma),
- Plasmamembran (Zellmembran).

Trotz umfangreichen Wissens über Detailfakten sind die Beziehungen der Zellbestandteile untereinander und insbesondere ihre Bewertung noch Gegenstand intensiver Forschung. Bei den pathologischen Veränderungen der Zelle werden nur solche besprochen, die das Gesamtsystem betreffen. Selbstverständlich können alle Zellelemente spezielle pa-

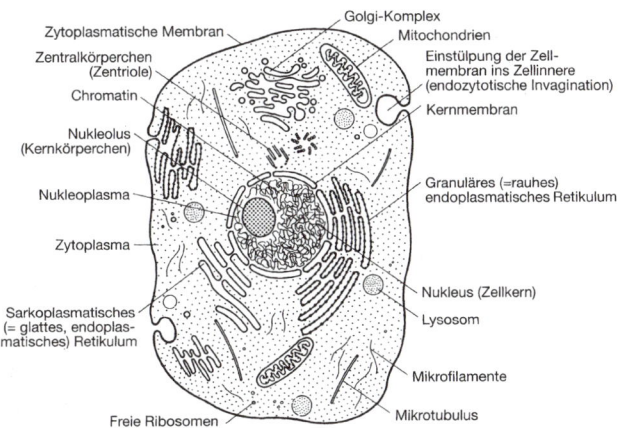

**Abb. 15:** Typische Zellbestandteile einer idealisierten Zelle. Aus: Brooker, Ch.: Struktur und Funktion des menschlichen Körpers. Ullstein Mosby, Berlin/Wiesbaden 1996

thologische Veränderungen aufweisen, die ohne Folgen für das Gesamtsystem bleiben oder aber zu seinem Zusammenbruch führen können.

## 3.2 Störung der Zellteilung

Zellteilungsstörungen treten nur bei den Zellen auf, die nach abgeschlossener Entwicklung noch die Fähigkeit zur Teilung besitzen. Es handelt sich dabei um Zellen mit intermitotischem und reversiblem postmitotischem Wachstum.

**Mitosestörungen**

Während der Mitose können folgende Störungen auftreten:

- Eine Dreiteilung des Zentrosoms zu Beginn der Prophase hat die Ausbildung von drei Spindeln mit entsprechender Chromosomenanordnung in Form eines dreifachen Sternes (Triaster) zwischen den Spindeln zur Folge.
- Das Ausbleiben der Kernmembranauflösung am Ende der Prophase führt durch die vorangegangene DNA-Synthese zur Verdopplung oder bei weiterer gleichartig gestörten Teilungsschritten zur Vervielfachung (Polyploidie) des Chromosomensatzes (Endomitose). Dadurch erfolgt die Bildung von Zellen mit vergrößertem Kern, sogenannten Riesen(kern)zellen, mit veränderter Kern-Plasma-Relation.
- Aus Bildungsstörungen der Äquatorialplatte in der Metaphase resultiert die
  - Verklumpung der Chromosomen,
  - Verlagerung der Metaphasenplatten aus der Äquatorialebene,
  - ungleichmäßige Verteilung der Chromosomen in der Äquatorial-

ebene sowie ihre Überlagerung und Verklebung untereinander.

- Wenn die Verteilung in der Anaphase nicht regelrecht abläuft, treten Chromosomenstücke auf, sog. **Fragmentation**.
- Bei Ausbleiben der Plasmaeinschnürung in der Telophase können (wie bei der Störung der Amitose) mehrkernige Riesenzellen entstehen. Dies ist insbesondere bei malignen Geschwülsten (Anaplasie) der Fall.

## 3.3 Störungen des Zellstoffwechsels

Durch die biologische Oxydation wird die für die Zelle notwendige Energie produziert.

Ein einwandfreie Funktion des Stoffwechsels setzt die ausreichende Zufuhr verschiedener Nährstoffe voraus und erfordert andererseits ein regelrecht funktionierendes Zellsystem. Störungen der Zufuhr oder der Verwertung können zu pathologischen Veränderungen führen.

### 3.3.1 Atrophie

 *Unter Atrophie versteht man eine Verkleinerung von Zellen und/oder Organen aufgrund von Ernährungsstörungen, wobei die betroffenen Zellen und/ oder Organe eine normale Entwicklung durchlaufen haben.*

Demgegenüber bezeichnet man eine angeborene Unterentwicklung von Organen als **Hypoplasie**. Es ist nicht in jedem Fall möglich, zu kleine Organe der Atrophie oder der Hypoplasie zuzuordnen.

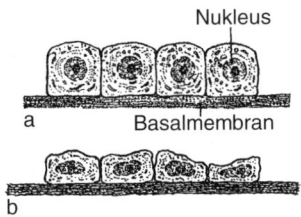

Nukleus

a        Basalmembran

b

**Abb. 16: Normale (a) und atrophische (b) Zellen.**
**Aus: McCance, K. L., Huether, S. E.: Pathophysio-**
**logy. Mosby-Year-Book, Inc. 1994, S. 54**

## Einteilung nach der Ursache

- **Exogene** oder **passive** Atrophie:
  Normal funktionierenden Zellen erhalten zu wenig Nährstoffe, z. B. bei
  Hunger oder relativer Ischämie.
- **Endogene** oder **aktive** Atrophie: Die
  Zelle ist nicht in der Lage, das normale Nährstoffangebot zu verwerten,
  z. B. bei Inaktivität eines Organs
  oder Altersveränderungen der Zelle.

## Einteilung nach dem morphologischen Bild

Die morphologischen Veränderungen
sind von der Stärke und Dauer der Atrophie sowie von der Empfindlichkeit des
betreffenden Organs abhängig. Ganz allgemein kann festgestellt werden, daß
eine Funktionsminderung vorliegt.
Man unterscheidet folgende Formen:

- **Einfache** Atrophie: Die Verkleinerung der Zelle steht im Vordergrund,
  ohne daß ihre typischen Strukturei-
  genschaften verlorengehen.
- **Entdifferenzierte** Atrophie: Die für
  die Zelle typischen Strukturelemente
  sind nicht mehr vorhanden und die
  Zelle weist einen „einfacheren" Bau
  auf.
- **Degenerative** Atrophie: Aufgrund
  der Schwere und Dauer der zur Atrophie führenden Ursache sind die

Strukturveränderungen so gravie-
rend, daß die Existenz der Zelle
nicht mehr gewährleistet ist und der
Zelltod eintritt.

- **Numerische** Atrophie: Unter bestimmten Bedingungen kann die
  Atrophie eines Organs nicht nur
  durch die Qualitätsänderung ihrer
  Zellen bedingt sein, sondern auch
  durch eine Verringerung der Anzahl
  ihrer Zellen. Dies tritt fast ausschließlich im Knochenmark und peripheren Blut auf.

## 3.3.2 Stoffwechselstörungen einzelner Nährstoffe

Während die Atrophie durch zu geringe
Zufuhr oder unzureichende Verwertung
aller Nährstoffe verursacht wird, können
Störungen der Zelle auch durch bestimmte Nährstoffe hervorgerufen werden. Im einzelnen betreffen solche Störungen den Stoffwechsel

- des Wassers,
- der Eiweiße,
- der Fette und
- der Kohlenhydrate.

### Störungen des Wasserhaushalts

Da das Wasser meistens an Eiweiß ge-
bunden ist, wird bei Störungen des Was-
serhaushalts auch der Eiweißstoffwech-
sel in Mitleidenschaft gezogen. Darüber
hinaus können Störungen des Elektrolyt-
haushalts auftreten.
Neben einem **erhöhten Wasserverlust**
der Zelle ist vor allem eine **übermäßige**
**Wassereinlagerung** als Folge eines Sauerstoffmangels bzw. toxischer Zellschä-
den von Bedeutung. Das vermehrt in die
Zelle eingelagerte Wasser wird in den
Mitochondrien sowie im endoplasmatischen Retikulum gespeichert. Die daraus
resultierenden strukturellen Veränderun-

gen sind häufig reversibel, nicht jedoch bei schweren Verlaufsformen.

**Störungen des Eiweißstoffwechsels**

Eiweiße, die Grundbausteine des Lebens, weisen einen sehr stabilen Stoffwechsel auf. Störungen ergeben sich aufgrund von **Anomalien** im genetischen Apparat, z. B. bei Phenylketonurie mit einem gestörten Abbau des Phenylalanins, oder infolge eines zu **geringen Eiweißangebots** (Atrophie). Des weiteren können strukturell veränderte Eiweiße synthetisiert werden (Geschwulstentstehung, Amyloid).

**Störungen des Fettstoffwechsels**

Diese Störungen betreffen Zellen, in denen Fett gespeichert oder verarbeitet wird. Bei den pathologischen Veränderungen handelt es sich um quantitative Störungen im Sinne eines vermehrten Angebots oder eines verminderten intrazellulären Umsatzes.

Außerdem beeinflußt die Verminderung von lipotropen Substanzen (Sauerstoff, Vitamine, Hormone) den Fettstoffwechsel.

 *Bei Fetteinlagerung in Zellen, in denen normalerweise kein Fett mit histologischen Methoden nachweisbar ist, spricht man von* **Verfettung**.

Bei einem allgemeinen Überangebot an Fetten kommt es durch Transformation von Bindegewebszellen zur Vermehrung des Fettgewebes (**Adipositas**).

**Störungen des Kohlenhydratstoffwechsels**

Eine Störung des Kohlenhydratstoffwechsels kann zur Hyper- bzw. Hypoglykämie führen. Die **Hyperglykämie** ist ein Leitsymptom des Diabetes mellitus, der bedeutendsten Störung des Kohlenhydratstoffwechsels. Dabei liegt eine verzögerte bzw. unvollständige Verwertung der zugeführten Glukose infolge Insulinmangels vor.

In Abhängigkeit vom Lebensalter leiden $2 - 10\%$ der Bevölkerung an dieser Krankheit.

**3.4 Zelltod und Nekrose**

Der **Zelltod** ist das Ergebnis von Störungen der Zelle, die von ihr nicht mehr kompensiert werden können. Es handelt sich dabei um ein lokales Geschehen.

Der **programmierte** Zelltod entsteht durch Erschöpfung von genetischen Informationen des Zellkerns (**Apoptose**). Demgegenüber wird beim **provozierten** Zelltod (**Nekrose**) die Existenz der Zelle durch eine nicht kompensierbare Störgröße beendet.

Tab. 6:   **Entstehung einer Verfettung**

| Angebot | Lipotrope Faktoren | Stoffwechsel | Ergebnis |
|---------|--------------------|--------------|----------|
| ↑ | ∅ | ∅ | Verfettung |
| ∅ | ↓ | ∅ | Verfettung |
| ∅ | ∅ | ↓ | Verfettung |

*Der Zelltod ist charakterisiert durch die Unfähigkeit der Zelle, ihre normale Funktion in intakter Umgebung und bei ungestörter Regulation aufrechtzuerhalten.*

 *Nekrose ist das Ergebnis einer lokalen Reaktion bei Zell- und Gewebstod.*

Zwischen Zelltod und Nekrose besteht ein verschieden langer Zeitraum, in dem die Veränderungen durch Umbauvorgänge sichtbar werden (Nekrophanerose). Somit ist die Nekrose das morphologische Äquivalent des provozierten Zelltodes.

 *Apoptose ist das morphologische Äquivalent eines programmierten Zelltodes.*

### 3.4.1 Kennzeichen der Nekrose
**Makroskopisch:**
- Veränderungen der Farbe des betroffenen Gewebes (Eigenfarbe)
- Veränderungen der Konsistenz
- Demarkation

**Mikroskopisch:**
- Umgebungsreaktionen (Hyperämie und Leukozytenansammlung), die als eindeutige Kennzeichen einer Nekrose gelten. Sie resultieren aus der Abwehrreaktion des Organismus gegen das abgestorbene Zellmaterial und stellen eine entzündliche Reaktion mit gesteigerter Durchblutung dar.
- Veränderungen am Zellkern (Karyolyse, Karyorrhexis, Pyknose)
- Veränderungen am Zytoplasma (Verlust spezifischer Strukturen)

### 3.4.2 Ursachen der Nekrose
Die Nekrose kann viele Ursachen haben. Fast jede Krankheitsursache kann eine Nekrose hervorrufen. Die häufigste und wichtigste Ursache ist die **Ischämie**.

 *Ein Infarkt ist eine ischämisch bedingte Nekrose.*

### 3.4.3 Formen der Nekrose
Je nach dem Strukturaufbau der betroffenen Zelle kommt es zu folgenden Nekroseformen:

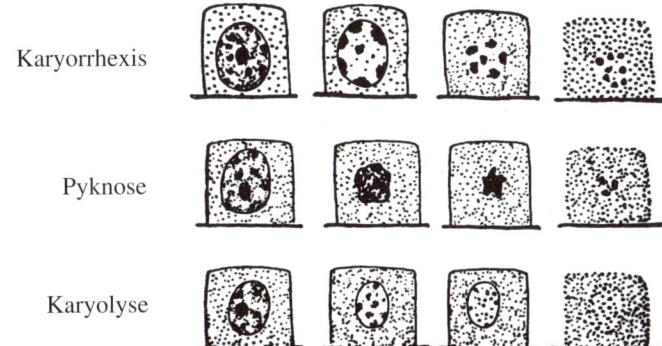

Karyorrhexis

Pyknose

Karyolyse

**Abb. 17:** Nekrosekennzeichen. Mikroskopische Veränderungen am Zellkern. Aus: Eder, M.; Gedigk, P.: Allg. Pathologie und Pathologische Anatomie. Springer, Berlin/Heidelberg 1990

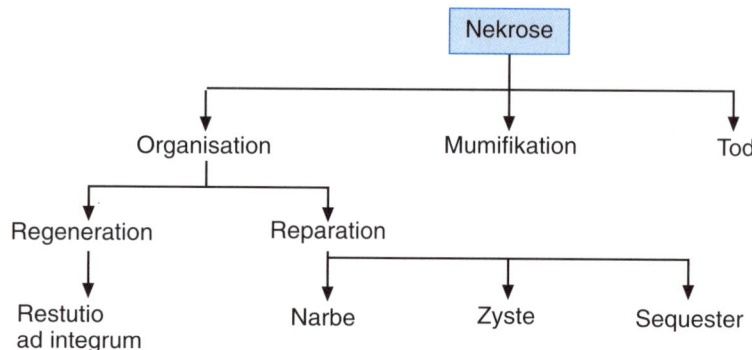

**Abb. 18: Folgen der Nekrose**

- **Koagulationsnekrose**: Es tritt eine Verfestigung des abgestorbenen Materials auf. Sie ist durch eine Denaturierung der Eiweiße bedingt (z. B. Herzinfarkt).
- **Kolliquationsnekrose**: Sie ist durch eine Erweichung gekennzeichnet. Infolge der Denaturierung werden die an Eiweiße gebundenen Lipoide freigesetzt und führen gemeinsam mit Wasser zu einer Verflüssigung des abgestorbenen Materials (z. B. Hirnerweichung).

- **Verkäsung**: Diese Sonderform tritt nach einem besonders langsamem Ablauf der Nekrosevorgänge auf, z. B. bei Tuberkulose.

### 3.4.4 Folgen und Komplikationen der Nekrose

Die häufigste **Komplikation** ist die Infektion des nekrotischen Bezirks (Gangrän).

### 3.4.5 Morphologisches Bild der Apoptose

Charaktersitsch für eine Apoptose sind
- Verklumpung des Chromatins entlang der durch Schrumpfung gefälteten Kernmembran,
- Veränderung der Zytoplasmastruktur, die zur Entstehung von Apoptosekörperchen führen.

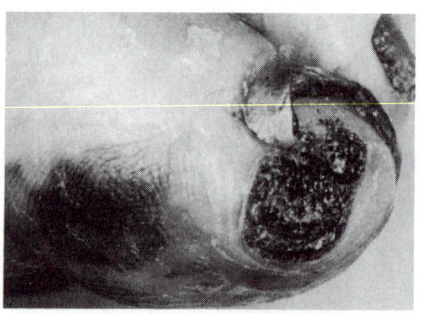

**Abb. 19: Gangrän der Zehen. Aus: Levin, M. E., O'Neal, L. W.: Diabetic foot. Mosby-Year-Book, Inc. 1988**

**Lernkontrolle und Übungen**

1. Wie entstehen mehrkernige Riesenzellen?

2. Worin unterscheiden sich Mitose und Endomitose?

3. Warum kommt es nach langer Ruhigstellung einer Extremität zur Atrophie?

4. Worin unterscheiden sich aktive und passive Atrophie?

5. Erläutern Sie den Unterschied zwischen Koagulations- und Kolliquationsnekrose.

6. Was ist die häufigste Ursache einer Nekrose?

7. Nennen Sie wesentliche Folgen einer Nekrose.

8. Wodurch unterscheidet sich die zelluläre Verfettung von der Adipositas?

9. Was ist ein Dekubitalulkus?

### 3.5 Wachstum und seine Störungen

#### 3.5.1 Wesen und Einteilung des Wachstums

Wachstum ist ein grundlegendes Merkmal der lebenden Materie.

 *Unter reguliertem biologischem Wachstum versteht man die Ausbildung und Aufrechterhaltung eines konstanten Formgebildes, z. B. eines Organismus, Organs oder einer Zelle. Das Wachstum erfolgt bis zu einem Grenzwert an Größe, geht meist mit einer identischen Reduplikation der DNA einher und erfolgt entsprechend den Bedürfnissen des Organismus.*

Nach der Definition bedeutet Wachstum eine regulierte Eiweißsynthese. Allgemein unterscheidet man ein

- **pränatales** Wachstum mit Zunahme der Zellzahl durch Mitose und
- **postnatales** Wachstum mit Zunahme des Volumens bei relativ konstanter Zellzahl.

Die Zellen
- des Hautepithels,
- der Schleimhaut des Magen-Darm-Traktes,
- des hämopoetischen Systems und
- die Fibroblasten

zeigen ein **intermitotisches Wachstum**. Sie behalten ihre Teilungsfähigkeit während des ganzen Lebens.

Dagegen weisen Zellen
- der Leber und
- der Niere

ein **reversibles postmitotisches Wachstum** auf. Diese Zellen erlangen ihre Teilungsfähigkeit unter bestimmten Bedingungen wieder (z. B. nach Gewebsverlust und Entzündungen).

Die Zellen
- der Herzmuskulatur,
- der Skelettmuskulatur und

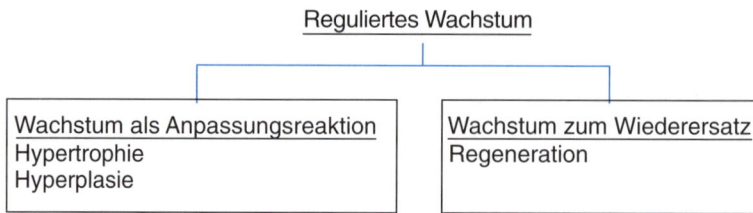

Abb. 20:  Formen des regulierten Wachstums

• die Ganglienzellen
sind nicht mehr zur Teilung fähig; man
spricht von **fixiertem postmitotischem
Wachstum**. Defekte, die durch pathologische Prozesse hervorgerufen worden
sind, können nur durch unspezifisches
Bindegewebe geschlossen werden.
Darüber hinaus unterscheidet man zwischen **reguliertem** und **unreguliertem
Wachstum**. Unreguliertes Wachstum
kennzeichnet den Krebs. Die Einteilung
des regulierten Wachtums ist der Abbil-
dung 20 zu entnehmen.

### 3.5.2 Wachstum als
   Anpassungsreaktion

Hypertrophie und Hyperplasie stellen
das Ergebnis der Anpassung an eine erhöhte Leistung dar.

**Hypertrophie**

 *Hypertrophie bezeichnet die
Volumenzunahme eines Organs,
bedingt durch Vergrößerung der
einzelnen Zellen.*

Die Ursachen sind die Anpassung an
physiologische und pathologische Belastungen sowie die Vergrößerung der
Muskelzellen durch Zunahme der Anzahl der Mitochondrien und Myofibril-
len.

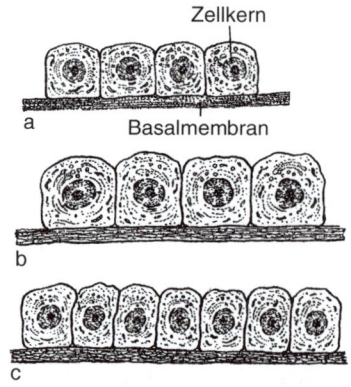

Abb. 21:  Hypertrophe (b) und hyperplastische
(c) Zellen. Aus: McCance, K. L., Huether, S. E.: Pathophysiology. Mosby-Year-Book, Inc. 1994

**Beispiele:**
• Herzhypertrophie nach körperlichem
  Training (Leistungssport), bei Herz-
  klappenfehlern, bei Hypertonie
• Nierenhypertrophie nach einseitiger
  Nephrektomie
• Muskelhypertrophie bei Leistungs-
  sportlern

**Hyperplasie**

 *Bei der Hyperplasie handelt es
sich ebenfalls um eine Volumenzunahme eines Organs, jedoch bedingt durch Zunahme
der Zellenzahl.*

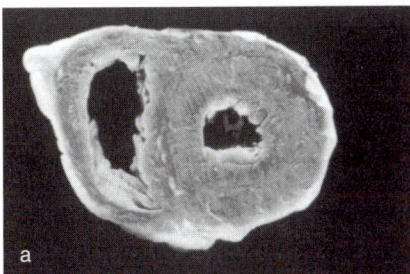

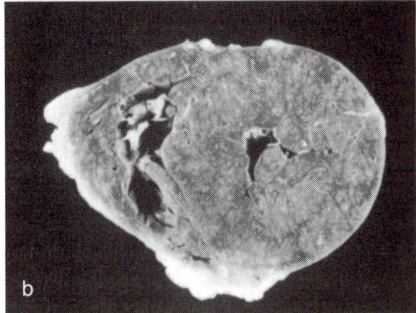

**Abb. 22: Hypertrophie der Herzkammer. a) Normales Herzgewicht b) Linkshypertrophie. Aus: Eder, M.; Gedigk, P.: Allg. Pathologie und Pathologische Anatomie. Springer, Berlin/Heidelberg 1990**

Ursache ist die Anpassung an physiologische und pathologische Belastungen durch Einsetzen der Zellteilung in den dafür befähigten Zellen.

**Beispiel:**
Schilddrüsenhyperplasie: Absinken des Jodspiegels.
Hypertrophie und Hyperplasie können zur Adaptation bzw. Kompensation führen. Beide sind nicht immer voneinander zu trennen, häufig treten sie kombiniert auf (z. B. Vergrößerung des Uterus während der Schwangerschaft).

### 3.5.3 Regeneration
Im Organismus gehen fortlaufend Zellen verloren, z. B. durch Abschuppung der oberflächlichen, verhornten Epidermiszellen oder durch Abstoßung des Schleimhautepithels.

 *Regeneration ist die Fähigkeit des Organismus, verlorengegangene, entfernte, abgestorbene oder funktionsuntüchtige Körpersubstanz zu ersetzen.*

Die Regeneration wird durch folgende Faktoren bestimmt:
- Größe des Defekts
- Blutversorgung
- Ernährungszustand des gesamten Organismus
- Alter
- Biorhythmus

**Physiologische Regeneration**

 *Die physiologische Regeneration ist der Ersatz von Körpersubstanz nach physiologischem Zellverschleiß.*

**Beispiele:**
- Uterusschleimhaut: periodischer Neuaufbau

Die entscheidenden Grundvorgänge bei der Regeneration sind:

Proliferation    Hypertrophie    Differenzierung

**Abb. 23: Grundvorgänge der Regeneration**

- Epidermis: Im Stratum basale der Haut (Indifferenzzone) läuft ein bivalenter Teilungsmechanismus ab, der zur Bildung von post- und intermitotischen Zellen führt. Die postmitotischen Zellen sind durch Differenzierung zur Bildung von Keratin befähigt.
- Darmepithel: Die Regeneration geht auch hier von den Indifferenzzonen in den Darmkrypten aus. Die postmitotischen Zellen wandern zur Zottenspitze und werden dort nach kurzer Zeit ins Darmlumen abgestossen.

**Reparative Regeneration**

 *Die reparative Regeneration ist der Ersatz von Körpersubstanz nach pathologischen Gewebs- und Zellverlusten.*

Diese Form der Regeneration ist für die Wiederherstellung normaler Organstrukturen und -funktionen nach pathogener Einwirkung und damit für die Therapie von besonderer Bedeutung. Ein typisches Beispiel ist die **Wundheilung**.

Sowohl Restitutio ad integrum (völlige Wiederherstellung des früheren funktionellen Zustands – Primäre Wundheilung) als auch Ausbildung von Ersatzge-

**Primäre Wundheilung**

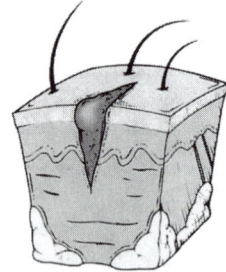

a) Inzision mit Blutpfropf

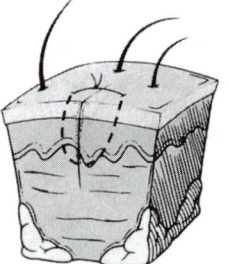

b) Adaptierte Wundränder mit Wundnaht

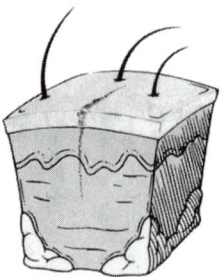

c) Kleine Narbe

**Sekundäre Wundheilung**

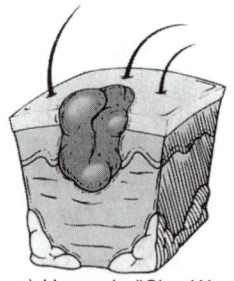

a) Unregelmäßige Wundränder mit Blutpfropf

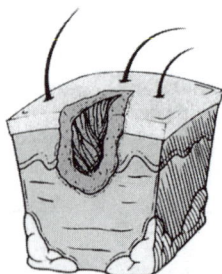

b) Granulationsgewebe

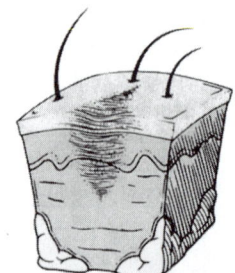

c) Große bindegewebige Defektauffüllung (Narbe)

**Abb. 24:** Stadien der Wundheilung. Aus: Lewis, S. M. et al.: Medical Surgical Nursing. Mosby-Year Book, Inc. 1996 S. 194

weben (Narbengewebe – sekundäre Wundheilung) sind möglich.

Bei einem oberflächlichen Schleimhautdefekt (Erosion) bildet sich zunächst undifferenziertes Epithel über dem Defekt aus, später entstehen daraus differenzierte Drüsenstrukturen. Ein tiefer Schleimhautdefekt (Ulcus) wird durch Granulationsgewebe gedeckt, das sich zur Narbe umbildet.

**Pathologische Regeneration**

*Eine pathologische Regeneration ist durch Störung des Regelmechanismus gekennzeichnet und führt infolge veränderter Proliferationskinetik zu morphologischen Atypien. Damit stellt eine pathologische Regeneration einen möglichen ersten Schritt in Richtung auf ein Krebswachstum dar.*

**Beispiele:**
- Plattenepithelmetaplasie im Bronchus, z. B. bei chronischer Bronchitis
- Chronisches Magenulkus
- Polypen des Magen-Darm-Traktes
- Umbaugastritis
- Colitis ulcerosa

**3.5.4 Geschwülste**
Andere Bezeichnungen für Geschwülste sind: echte Neubildung, Neoplasma, Gewächs, Tumor und Krebs. Die **Onkologie** (griech.) bedeutet die Lehre von den Geschwülsten.

*Geschwülste sind örtliche, irreversible und autonome Wachstumsexzesse körpereigener Zellen, die sich zum Organismus parasitär verhalten.*

Folgende Faktoren sind charakteristisch für Geschwülste:
- Geschwülste entstehen aus körpereigenen Zellen, z. B. aus Zellen der Indifferenzzonen von Haut und Darm, jedoch nicht aus jeder Zelle.
- Die Geschwulstzelle steht außerhalb der normalen zellulären und humoralen Regulations- und Steuerungsvorgänge des Organismus, d. h. sie besitzt **Autonomie**.

*Eine Geschwulst ist weitgehend regulationsunempfindlich.*

- Die **Irreversibilität** einer Geschwulst bedeutet, daß es keine spontane Rückbildungsfähigkeit gibt, auch nicht nach Wegfall des verursachenden Reizes.
- Eine Geschwulst entwickelt sich auf Kosten des Gesamtorganismus, sie verhält sich **parasitär**.
- Die Kennzeichnung der gutartigen Geschwulst erfolgt durch Anhängen der Silbe -om an den Namen des Ausgangsgewebes, z. B. Geschwulst des
  - Muskelgewebes: Myom
  - Bindegewebes: Fibrom
  - Fettgewebes: Lipom
  - Knorpelgewebes: Chondrom
  - Knochengewebes: Osteom
  - Blutgefäßes: Angiom
- Für bösartige Geschwülste werden die Begriffe **Karzinom** (griech. karzino = Krebs) und **Sarkom** (griech. sarx = Fleisch) verwendet.

**3.5.4.1 Morphologie der Geschwülste**
Man unterscheidet:
- **benigne** (gutartige) von
- **malignen** (bösartigen) Geschwülsten.

Für die Beurteilung des Verhaltens einer Geschwulst, auch **Dignität** genannt, werden bestimmte morphologische Kriterien herangezogen (Kriterien der Malignität).

### Anaplasie

 *Unter Anaplasie versteht man die bei der Geschwulstentstehung auftretenden morphologischen und funktionellen Abweichungen vom Normalgewebe.*

Die Veränderungen sind umso größer, je weniger die Geschwulst dem Ausgangsgewebe ähnlich ist. Diese Abweichungen zeigen sich morphologisch in strukturellen Unterschieden, so daß sie zur Diagnose herangezogen werden können:
- Polymorphie,
- Polyploidie,
- Verschiebung der Kern-Plasma-Relation,
- Hyperchromasie,
- Basophilie des Zytoplasmas.

 *Je stärker die Anaplasie, desto bösartiger ist die Geschwulst.*

### Wachstumsgeschwindigkeit
Ein typisches Merkmal der Geschwulste ist die Zunahme normaler, aber auch pathologischer Mitosen.

### Nekrosen
Durch exzessive Zellvermehrungen, mit denen die Blutversorgung nicht Schritt halten kann, kommt es im Zentrum von Geschwülsten zu Nekrosen. Dadurch senkt sich die Oberfläche eines Geschwulstknotens; es entsteht der **Krebsnabel**.

### Infiltrierendes Wachstum
Die Geschwulstzellen dringen in Form von Zapfen und Strängen in die gesunde Umgebung ohne Rücksicht auf Zell- und Organgrenzen ein, wobei es meist auch zum Einbruch in die Gefäße kommt.

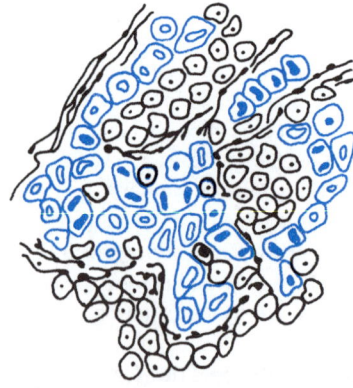

bösartige Geschwulst
mit infiltrierendem
und destruierendem Wachstum

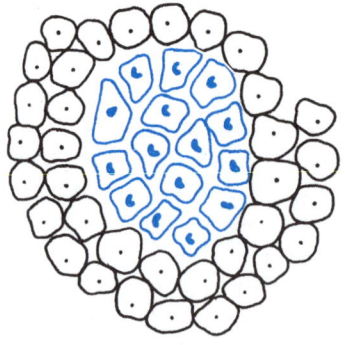

gutartige Geschwulst
mit expansivem Wachstum

**Abb. 25:  Infiltratives und expansives Wachstum**

**Destruierendes Wachstum**

Mit der Infiltration der Geschwulstzellen kommt es zu einer Zerstörung des gesunden Nachbargewebes. Sie kann bedingt sein durch

- die enzymatische Wirkung, die von der Geschwulst ausgeht (z. B. Hyaluronidase),
- eine Druckatrophie,
- einen Gefäßeinbruch mit Störung oder Unterbrechung der Blutversorgung (Ischämie).

**Stromareaktion**

In der Umgebung der malignen Geschwülste ist eine lymphozytäre Infiltration zu beobachten. Sie ist Ausdruck einer immunologischen Reaktion des Organismus gegen die Geschwulst.

**Rezidivneigung**

Eng verbunden mit der Eigenschaft, infiltrierend zu wachsen, ist die erhöhte Neigung zur Bildung örtlicher Rezidive nach operativer oder strahlentherapeutischer, scheinbar vollständiger Entfernung der Geschwulst.

**Metastasierung**

*Unter Metastasierung versteht man die Entwicklung von Tochtergeschwülsten nach Verschleppung von Zellen der Primärgeschwulst an eine andere Stelle im Organismus.*

Die Metastasierung erfolgt in drei Phasen:

1. Einwachsen der Geschwulst in ein Lymph- oder Blutgefäß und Ablösung von Geschwulstzellen

2. Verschleppung von Geschwulstzellen, wobei viele dieser Zellen zerstört werden

3. Anhaften von Geschwulstzellen an der Gefäßwand. Bei Vorliegen optimaler Milieubedingungen entsteht eine destruierende Infiltration mit Ausbildung einer Tochtergeschwulst.

Die Geschwulstzellen können auf folgenden Wegen verschleppt werden:

- **Lymphogene Metastasierung**: Sie ist der häufigste Weg und geht wahrscheinlich jeder hämatogenen Metastasierung voraus. Die mit dem Lymphstrom an den Lymphknoten herangeführten Geschwulstzellen überwinden den Filtermechanismus des Lymphknotens durch
  – Toxinwirkung und/oder
  – Strukturzerstörung des Lymphknotens.

Dadurch ist eine weitere Verschleppung möglich, die dann über den Ductus thoracicus zur hämatogenen Metastasierung führt.

*Aus diesem Grund ist die Entfernung der regionalen Lymphknoten bei Geschwulstoperationen notwendig.*

- **Hämatogene Metastasierung**: Die Geschwulstzellen werden mit dem Blutstrom transportiert. Nach dem Sitz der Primärgeschwulst und dem Verlauf der abführenden Venen unterscheidet man verschiedenen Wege der Metastasierung (Abb. 27).
- **Liquorgene Metastasierung**: Sie erfolgt bei Hirngeschwülsten über den Liquorweg in das Rückenmark.

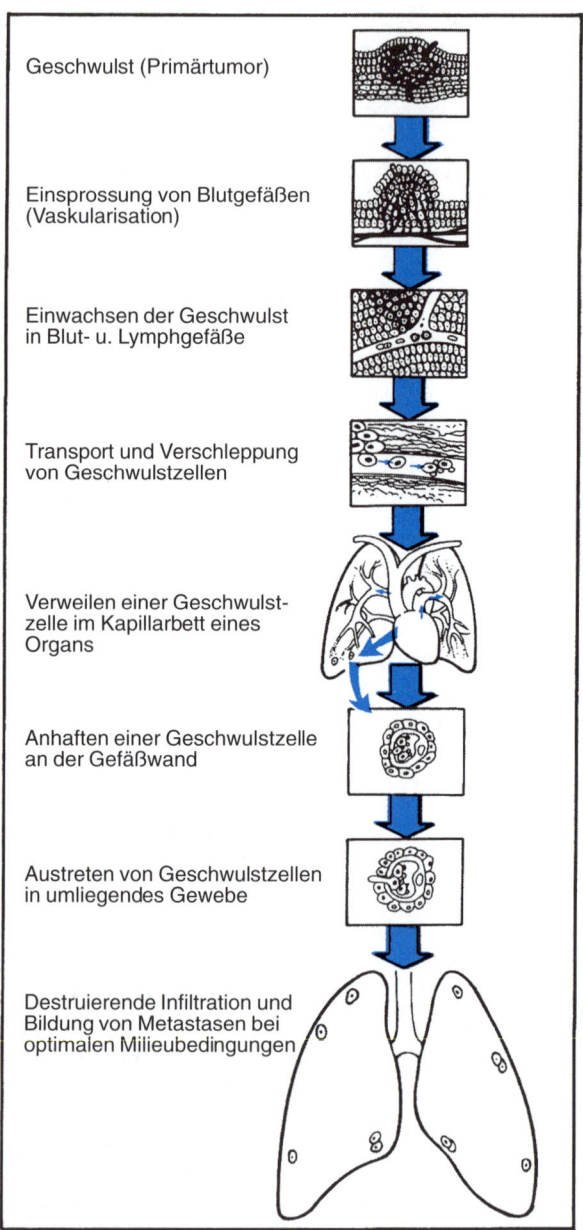

Geschwulst (Primärtumor)

Einsprossung von Blutgefäßen (Vaskularisation)

Einwachsen der Geschwulst in Blut- u. Lymphgefäße

Transport und Verschleppung von Geschwulstzellen

Verweilen einer Geschwulstzelle im Kapillarbett eines Organs

Anhaften einer Geschwulstzelle an der Gefäßwand

Austreten von Geschwulstzellen in umliegendes Gewebe

Destruierende Infiltration und Bildung von Metastasen bei optimalen Milieubedingungen

**Abb. 26:** **Pathogenese der lymphatischen bzw. hämatogenen Metastasierung. In: McCance, K. L., Huether, S. E.: Pathophysiology. Mosby-Year-Book, Inc. 1994: Aus: Poste u. Fidler, 1980**

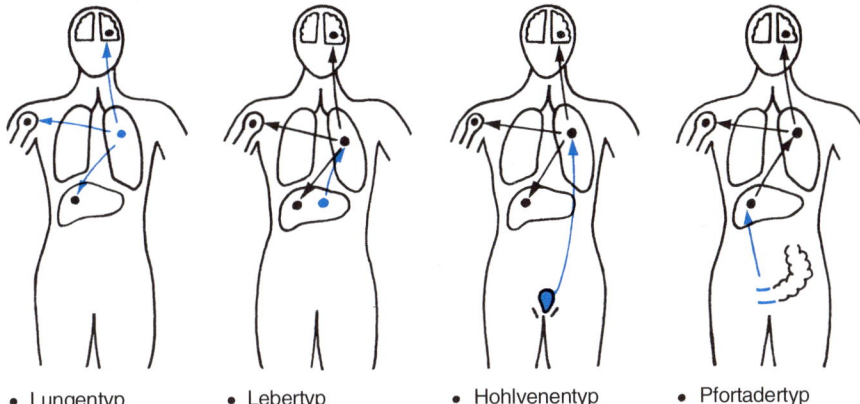

• Lungentyp    • Lebertyp    • Hohlvenentyp    • Pfortadertyp

**Abb. 27:    Wege der Metastasierung. Aus: Wohlgemuth, B.: Allgemeine Pathologie für mittlere medizinische Fachkräfte. 3. Aufl., Volk und Gesundheit, Berlin, 1977**

**Beispiel:** Von der Geschwulst des Telenzephalons ausgehende Metastasen im Rückenmark.

- **Intrakanalikuläre Metastasierung**: Verschleppung von Geschwulstzellen in vorgebildete Kanal- und Hohlraumsysteme nach Einbruch der Primärgeschwulst in dieselben.

**Beispiele:** Pleurametastasierung bei in die Pleurahöhle eingewachsenem Bronchialkarzinom, Karzinommetastasen in die Wand der Trachea und im Stimmband bei Bronchialkarzinom.

**Sonderformen:** Oberlippe → Unterlippe, Magenvorderwand → Magenhinterwand

Trotz diesen bekannten Wegen der Verschleppung von Geschwulstzellen gibt es keine für eine Geschwulst typische Metastasierung. Aus der klinischen Praxis ist aber bekannt, daß bestimmte bösartige Geschwülste bei der Metastasierung einzelne Organe bevorzugen. So weisen Karzinome

- der Prostata,
- der Mamma,

- der Schilddrüse und
- der Bronchien

oft Metastasen im Knochensystem auf, insbesondere in der Wirbelsäule. Aus dem Sitz der Metastasen sind deshalb Rückschlüsse auf die Lokalisation der Primärgeschwulst möglich.

**Allgemeinwirkung**

Bösartige Geschwülste können zur **Kachexie** und **Anämie** führen. Die Kachexie entsteht durch die mechanische Behinderung der Nahrungsaufnahme bei entsprechender Lokalisation der Geschwulst, durch die Wirkung der sog. **Krebstoxine** und durch das parasitäre Verhalten der Geschwulst. Die Anämie ist die Folge der Knochenmetastasen und den sich daraus ergebenden Veränderungen des blutbildenden Knochenmarks, der toxischen Wirkung auf das Knochenmark und der sehr oft auftretenden Arrosionsblutungen.

Bei Anwendung der **Kriterien der Malignität** müssen folgende Tatsachen beachtet werden:

Tab. 7: Unterschiede zwischen einer bösartigen und gutartigen Geschwulst

| | Bosartiger Tumor | Gutartiger Tumor |
|---|---|---|
| Begrenzung | unscharf, da infiltrierendes Wachstum | scharf, da expansives Wachstum |
| Gefäßinfiltration | ja | nein |
| Metastasierung | ja | nein |
| Wachstum | schnell | langsam |

- Die Diagnose „maligne" oder „benigne" ist nur aus der Summe der Bewertung aller Kriterien möglich, da es kein morphologisches Kennzeichen gibt, das krebsspezifisch ist.
- Anaplasie sowie infiltrierendes und destruierendes Wachstum sind charakteristische Befunde, die die Diagnose „maligne Geschwulst" mit großer Wahrscheinlichkeit erlauben.
- Bei Vorhandensein von Metastasen ist die Malignität gesichert.

### 3.5.4.2 Einteilung der Geschwülste
Die Einteilung kann nach verschiedenen Gesichtspunkten vorgenommen werden, z. B. nach

- der Dignität der Geschwulst,
- den histogenetischen Gesichtspunkten.

Die Beurteilung der Dignität hat sich vor allem für die ärztliche Therapie bewährt.

**Einteilung nach der Dignität**
- **Benigne Geschwülste**: Ihre Behandlung führt fast immer zur Heilung. Die Diagnose „benigne" ist aber nicht gleichzusetzen mit „ungefährlich", da solche Geschwülste durch besondere Lokalisation und/oder Funktion den Tod des Patienten herbeiführen können. So kann eine gutartige Geschwulst der weichen Hirn-

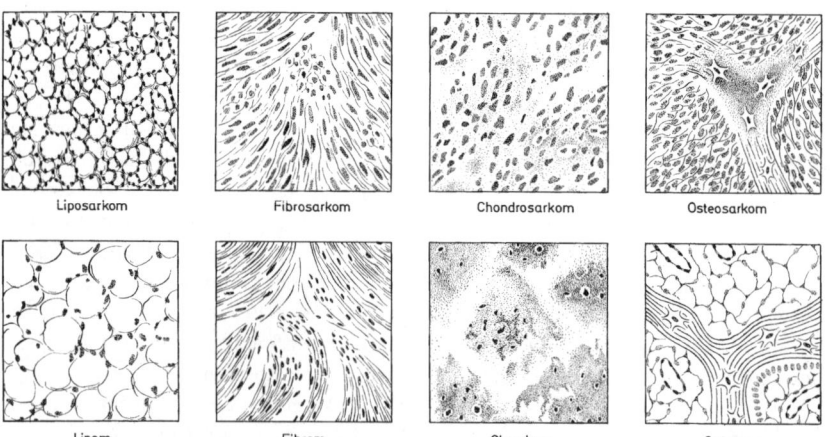

Abb. 28: Tumoreinteilung nach histologischer Herkunft. aus: Eder, M.; Gedigk, P.: Allgemeine Pathologie und Pathologische Anatomie. Springer, Berlin/Heidelberg 1990

häute (Meningeom) durch Kompression des Gehirns zu Atemstillstand führen.
**Weitere Beispiele:**
Kehlkopfpapillom → Ersticken
Inselzellenadenom (Pankreastumor) → hypoglykämischer Schock infolge Insulinüberproduktion
Phäochromozytom → Hypertonie infolge erhöhter Produktion von Noradrenalin

- **Maligne Geschwülste:** Ohne Behandlung ist die Prognose infaust (aussichtslos).
- **Semimaligne Geschwülste:** Es handelt sich um infiltrativ und evtl. auch destruktiv wachsende Geschwülste mit hochgradiger Rezidivneigung, jedoch ohne Metastasierung.
  **Beispiele:** Basaliom, Zylindrom, Bronchusadenom, Karzinoid, Desmoidfibrom

- **Geschwülste mit fraglicher Dignität:** Bei diesen Geschwülsten ist aufgrund der histologischen Kriterien nicht sicher zu entscheiden, wie sich die Geschwulst biologisch verhalten wird.
  **Beispiele:** Chondrom des Beckens, Osteoklastom, Granulosazelltumor (Ovar)

- **Präkanzerosen:** Unter Präkanzerosen versteht man morphologische Veränderungen, die unter bestimmten Bedingungen zu Geschwülsten werden können, es aber nicht müssen.
  **Beispiele:** Fibrozystische Mastopathie, Landmanns- oder Seemannshaut (solare Keratose), Leukoplakie, Papillome (Harnblase, Milchgänge)

### 3.5.4.3 Ursachen der Geschwülste

In 75 % aller menschlichen Krebserkrankungen sind **Umweltfaktoren** von Bedeutung. Qualität und Quantität der auf den Organismus einwirkenden **kanzerogenen Reize** sind außerordentlich verschieden. Ein sicherer Zusammenhang zwischen Ursache und Krebsentstehung wird heute für das Rauchen (Teerverbindungen, z. B. Benzpyren) und dem Lungenkarzinom (Bronchialkarzinom) angenommen. Die unterschiedlichen Kanzerogene scheinen nur über wenige molekulare Mechanismen in der Zelle zu wirken.

Nach heutigen Erkenntnissen ist die **Kanzerogenese** ein mehrstufiger Prozeß, der auf Veränderugen im Genom der betroffenen Zelle beruht. Die durch verschiedenen Ursachen bedingten genetischen Veränderungen bestehen im Prinzip aus zwei Grundvorgängen. Es handelt sich zum einem um die **Aktivierung zellulärer Regulatorgene** (sog. Protoonkogene) und zum anderen um die **Inaktivierung** bzw. den **Verlust von negativ regulierenden Kontrollgenen** (sog. Tumorsuppressorgene). Es kommt somit zum Verlust der Proliferationskontrolle sowie zu einem gestörten Ablauf von Differenzierungsprogrammen und damit zur Ausbildung von malignen Tumorzellen.

Die Ursachen können in verschiedene Gruppen zusammengefaßt werden:

**Exogene Ursachen**
**1. Physikalische Reize:**
- Mechanische Reize: Chronische Pfeifenraucher haben ein erhöhtes Risiko für Unterlippenkrebs. Die stärkere mechanische Belastung des Ösophagus im Bereich der anatomischen Engen, insbesondere bei

schlecht gekauter Nahrung, kann zum Ösophaguskarzinom führen.

- Röntgenstrahlen sind bei entsprechender Strahlungsintensität und genügender Dauer die Ursache für Hautkrebs.
- Radioaktive Strahlen: Bekannt sind der Schneeberger und Joachimsthaler Lungenkrebs der Bergarbeiter, der infolge der während der Arbeit inhalierten radioaktiven Edelgase auftrat.
- UV-Strahlen führen bei genügend langer Einwirkungsdauer zu Hautveränderungen, die maligne entarten können.

**2. Chemische Faktoren:** Gegenwärtig sind etwa 1500 chemische Substanzen mit kanzerogener Wirkung bekannt. Man unterscheidet

- polyzyklische aromatische Kohlenwasserstoffe,
- aromatische Amide und Amine,
- Azofarbstoffe,
- alkylierende Agenzien, einschließlich N-Nitroseverbindungen,
- 4-Nitrochiolin-N-oxid und entsprechende Derivate.

Chemische Kanzerogene werden im Körper umgewandelt, um ihre malignisierende Wirkung entfalten zu können. Sie beeinflussen einerseits das Wachstum, andererseits führt ihre Bindung an

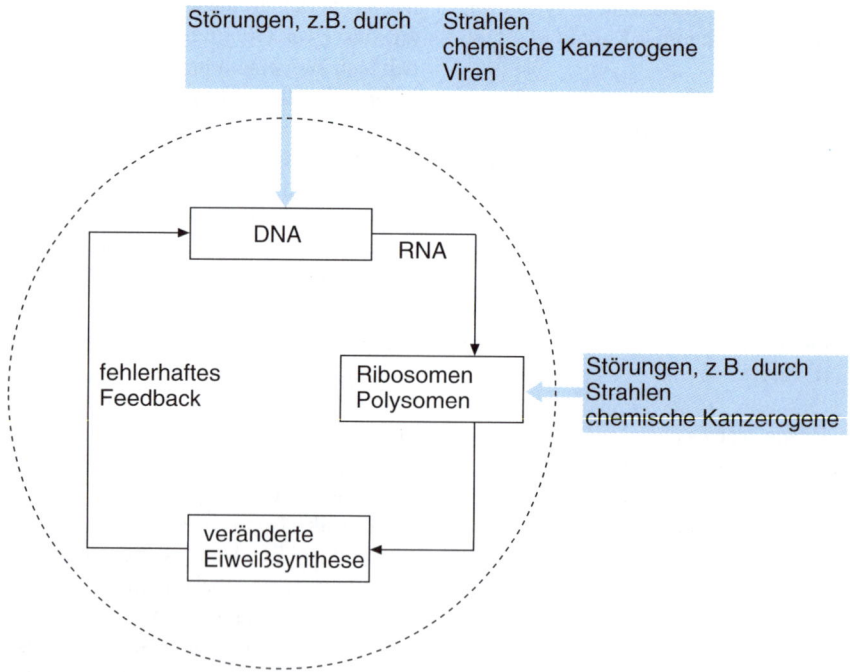

**Abb. 29: Entstehung einer Neoplasie**

die DNA zur Veränderung genetischer Informationen.

**3. Parasiten:** Ihre kanzerogene Wirkung ist nach wie vor umstritten. So wird das Harnblasenkarzinom mit der Bilharziose (Schistosoma haematobium) und das Gallenblasenkarzinom mit dem großen Leberegel in Verbindung gebracht. Es ist aber auch möglich, daß diese Parasiten nur Viren übertragen.

**4. Viren:** Bei den Geschwülsten des Menschen ist die Virusätiologie umstritten. Neuerdings wird eine Virusgenese (Herpesvirus) für das Mammakarzinom, das Portiokarzinom und das Burkitt-Lymphom diskutiert.

**Endogene Ursachen**

Im Organismus selbst sind Vorgänge bekannt, die Ursache einer neoplastischen Umwandlung der Zelle sein können. Damit sind jene Veränderungen gemeint, die mit dem Begriff des sog. **malignen Fehlregenerats** umschrieben werden.

**Beispiele:**

Magenulkus → Ulkuskarzinom

Leberzirrhose → primäres Leberkarzinom

Gallensteine → Cholezystitis → Gallenblasenkarzinom

Die **Vererbung** stellt einen weiteren endogenen Faktor dar. Man weiß, daß bei Nachkommen tumorfreier Eltern weniger Geschwulsterkrankungen auftreten als bei Nachkommen von Vorfahren, die an Geschwülsten erkrankt waren (Krebsfamilien). Ferner wurde beobachtet, daß die Geschwulstlokalisation bei eineiigen Zwillingen häufig übereinstimmt. Beim Retinoblastom und bei der Polyposis intestini ist die Vererbung nachgewiesen.

 *Es wird nicht die Geschwulst selbst vererbt, sondern nur die Bereitschaft, den Tumor zu entwickeln (Prädisposition).*

**3.5.4.4 Epidemiologie der Geschwülste**

Die allgemeine Krebsmorbidität hat in allen Ländern zugenommen. Die häufigsten Ursachen sind

- die veränderte Altersstruktur der Bevölkerung,
- die bessere Diagnostik, d. h. es werden heute auch die Karzinome diagnostiziert, die früher nur in Ausnahmefällen erkannt werden konnten,
- Zunahmen von kanzerogenen Stoffen Noxen (z. B. Nahrungsmittelzusätze, Abgase, Genußmittel u. a.).

Außerdem hat sich die Häufigkeit bestimmter Geschwülste zugunsten anderer geändert (z. B. Mammakarzinom, Rektumkarzinom und Magenkarzinom). Statistisch stehen die Geschwülste in der Morbidität an 12. Stelle, in der Mortalität an 2. Stelle (hinter den Herz-Kreislauf-Erkrankungen). Die durchschnittliche Krebstodesrate ist bei Männern höher als bei Frauen. Dagegen ist die Wahrscheinlichkeit, an Krebs zu erkranken, bei beiden Geschlechtern gleich. Krebs kann sich in jedem Alter entwickeln, das Risiko steigt jedoch mit zunehmendem Alter an.

Die vorhandenen Unterschiede in der Erkrankungshäufigkeit auf internationaler Ebene sind zum größten Teil eine Folge der unterschiedlichen Umweltbedingungen. Dabei sind folgende Faktoren von Bedeutung:

- verschiedene Lebensgewohnheiten (Rauchgewohnheiten, Anzahl der Schwangerschaften, Länge der Stillperiode u. a.),

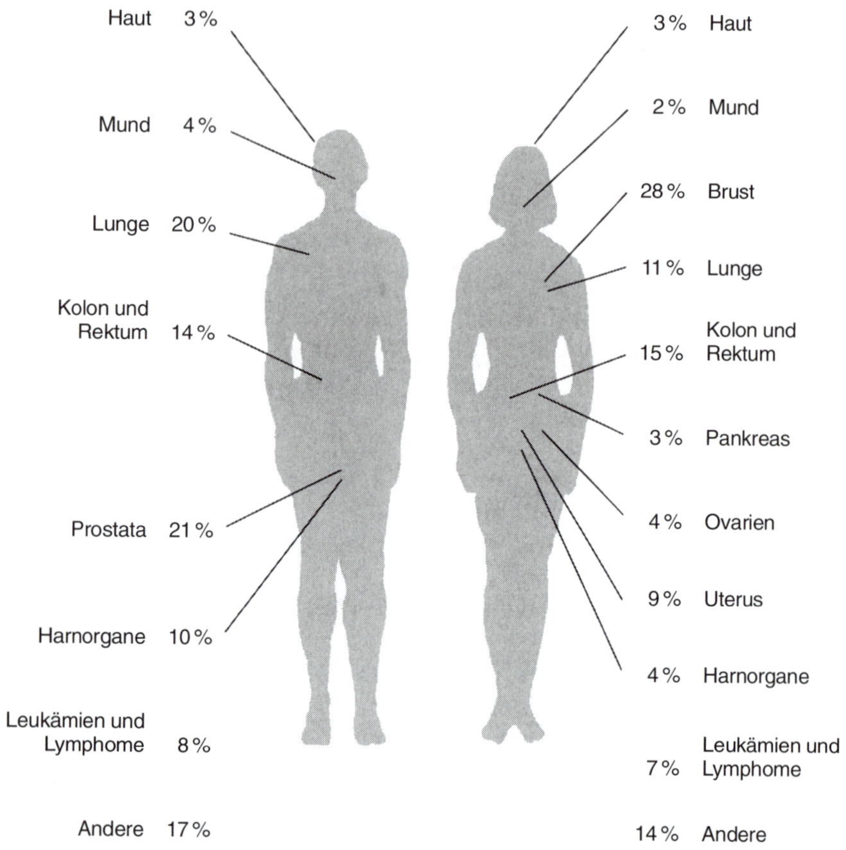

Haut 3%

3% Haut

Mund 4%

2% Mund

28% Brust

Lunge 20%

11% Lunge

Kolon und
Rektum 14%

15% Kolon und
Rektum

3% Pankreas

Prostata 21%

4% Ovarien

9% Uterus

Harnorgane 10%

4% Harnorgane

Leukämien und
Lymphome 8%

7% Leukämien und
Lymphome

Andere 17%

14% Andere

**Abb. 30:** **Verteilung der Karzinome nach Geschlecht und Lokalisation.**
**Nach American Cancer Society, 1989, aus: Thibodeau, G. A., Patton, K. T.: The Human Body in Health and Disease. Mosby Year Book, St. Louis, 1992**

- verschiedene Eßgewohnheiten (Alkohol, Zubereitung bestimmter Getränke aus Pflanzen), etc.

 *Für eine wirkungsvolle und erfolgreiche Therapie ist die Krebsfrüherkennung von entscheidender Bedeutung.*

### 3.5.4.5 Die TNM-Klassifizierung

Eine entscheidende Voraussetzung für eine erfolgreiche Krebstherapie besteht in der exakten Klassifikation maligner Tumoren, die unabhängig von der medizinischen Spezialausbildung und der Sprache immer zur gleichen Bewertung der Dignität führen muß.

Aus diesem Grunde hat die UICC (Union internationale contre le cancer) das **TNM-System** zur Stadieneinteilung (Staging) von malignen Tumoren vorgeschlagen. Es wird den Forschritten der onkologischen Wissenschaften und den medizinischen Erfahrungen ständig angepaßt. Gegenwärtig liegt die 2. Revision der IV. Auflage vor.

Ein exaktes Staging hat zum Ziel,

- eine objektive Basis für den klinischen Behandlungsplan sowie
- Auskünfte zur Prognose des malignen Prozesses zu erhalten,
- eine Vergleichbarkeit der Effektivität der klinischen Therapie zu gewährleisten und
- epidemiologische Grundlagen für die onkologische Forschung zu erarbeiten.

**T: Ausdehnung des Tumors:**

- TX: Primärtumor kann nicht beurteilt werden
- T0: Kein Anhalt für einen Primärtumor
- Tis: Carcinoma in situ
- T1, T2, T3, T4: zunehmende Größe und/oder lokale Ausdehnung des malignen Primärtumors

**N: Vorhandensein bzw. die Ausdehnung von Absiedlungen in den regionalen Lymphknoten:**

- NX: regionäre Lymphknoten können nicht beurteilt werden
- N0: keine regionalen Lymphknotenmetastasen
- N1, N2, N3: zunehmender metastatischer Befall regionaler Lymphknoten

**M: Vorhandensein bzw. die Ausdehnung von Fernmetastasen**

- MX: keine Beurteilung möglich
- M0: keine Fernmetastasen
- M1: Fernmetastasen, die nach Organbefall spezifisiert werden können

Die TNM-Klassifikation wird durch die Festlegung des Malignitätsgrades (Grading) ergänzt, wobei man nach den Empfehlungen der WHO drei **Malignitätsgrade** unterschiedet:

- G1: gut differenzierter maligner Tumor
- G2: mäßig differenzierter maligner Tumor
- G3: schlecht differenzierter maligner Tumor

Für die exakte Diagnose eines malignen Tumors müssen vom Pathologen drei Informationen vorliegen:

1. histopathologische Beschreibung zur Feststellung der Herkunft des Tumors (epithelial bzw. mesenchymal),
2. Einordnung des Tumors in das TNM-System,
3. Festlegung des Gradings.

Erst die Summe dieser Informationen, vorgelegt in Schriftform, befähigen den klinischen Onkologen eine adäquate Therapie einzuleiten.

### 3.6 Entwicklungsstörungen

*Entwicklungsstörungen (Fehlbildungen) sind angeborene Veränderungen der Form und/ oder der Funktion einzelner Zellen, Gewebe oder Organe, die aufgrund einer gestörten embryonalen Entwicklung zustande gekommen sind und außerhalb der normalen Variationsbreite der Spezies (Art) liegen.*

Die Veränderungen betreffen die

- Struktur oder
- Funktion bzw.
- beides.

Enwicklungsstörungen entstehen nur während der **Embryogenese**, d. h. etwa

bis Ende des 3. Schwangerschaftsmonats; deshalb werden sie auch **Embryopathien** genannt.
Bei späteren Störungen des Ungeborenen (Krankheiten) spricht man von **Fetopathien**.

### 3.6.1 Ursachen der Entwicklungsstörungen

Die Ursachen sind vielfältig und im Einzelfall häufig nicht immer eindeutig zu erkennen.
**Erbbedingte Ursachen**, d. h. genetisch determinierte, also vor der Befruchtung wirkende Ursachen:

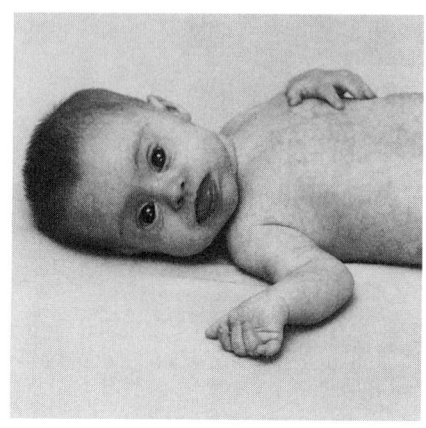

**Abb. 31: Kind mit Trisomie 21.**
Aus: McCance, K. L., Huether, S. E.: Pathophysiology. Mosby-Year-Book, Inc. 1994

- Spontanmutationen
- Exogene Schädigung des Genoms (Gesamtheit der Gene in den Chromosomen)
- Pharmakogenetik: Die Entwicklungsstörungen entstehen dabei aufgrund einer besonderen Unverträglichkeit gegen Arzneimittel in Dosierungen, die andere komplikationslos vertragen. Die Unverträglichkeit basiert auf genetisch fixierten Enzymveränderungen.

**Veränderungen an den Chromosomen infolge Teilungsstörungen:**

- Chromosomenabweichung durch fehlende Trennung eines Chromosomenpaares, sog. **Nondisjunction**:
- Ein entstehendes Tochterindividuum hat ein Chromosom zuviel, also drei Chromosomen statt eines Paares, sog. **Trisomie**, z. B. Trisomie 21 (Down-Syndrom).
- Das entstehende Tochterindividuum hat ein Chromosom zuwenig, statt des Paares nur ein Chromosom, sog. **Deletion**, z. B. Turner-Syndrom.
- Veränderungen an den Chromosomen:

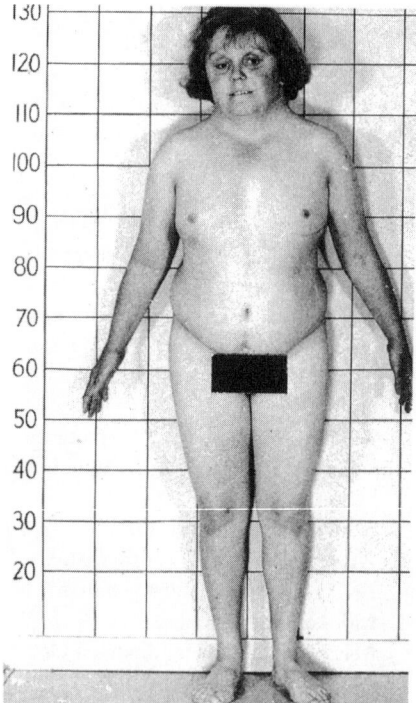

**Abb. 32: Turner-Syndrom: Ein Geschlechtschromosom fehlt (45, X). Aus: McCance, K. L., Huether, S. E.: Pathophysiology. Mosby-Year-Book, Inc. 1994**

- Deletion: Verlust oder Zerstörung von Chromosomen oder Chromosomenteilen
- Translokation: Austausch von Chromosomensegmenten innerhalb des gleichen Chromosoms oder zwischen zwei verschiedenen Chromosomen. Bei diesen Entwicklungsstörungen können Chromosomenaberrationen nachgewiesen werden.

**Umweltbedingte Ursachen nach der Befruchtung:**
- Alimentäre Schäden, z. B. bei Vitaminmangel der Mutter
- Sauerstoffmangel, z. B. bei älteren Schwangeren
- Strahlenschäden, z. B. durch Röntgenstrahlen

 *Schwangere werden daher nur in Ausnahmefällen geröntgt.*

- Virusinfekte, z. B. Röteln, Mumps, Windpocken
- Mechanische Ursachen, z. B. Tubargravidität
- Chemische Ursachen, z. B. Pharmaka

- Hormonelle Ursachen, z. T. bei Hypothyreose, Diabetes mellitus

Die Auswirkungen von Entwicklungsstörungen sind:
- Hemmung des Entwicklungsablaufes,
- Steigerung der Entwicklungsvorgänge,
- Entwicklung an falscher Stelle.

### 3.6.2 Phasen der Entwicklungsstörung

Entwicklungsstörungen können nur während der Embryonalperiode ausgelöst werden. Sie entstehen grundsätzlich phasenspezifisch, d. h. der Zeitpunkt der Einwirkung des **teratogenen Reizes** ist für die Art der Fehlbildung von entscheidender Bedeutung: Je früher der Zeitpunkt liegt, desto schwerer oder umfassender wird die Entwicklungsstörung sein. Es muß aber darauf verwiesen werden, daß auch die Art der Ursache die Erscheinung der Entwicklungsstörung bestimmt.

 *Entwicklungsstörungen entstehen phasen- und ursachenspezifisch.*

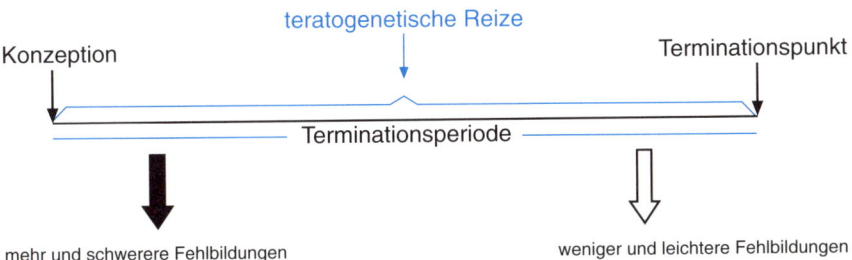

**Abb. 33:** **Schematische Darstellung der Entstehung von Entwicklungsstörungen**

### 3.6.3 Einteilung der Entwicklungsstörungen

Jedes Organ hat eine **Terminationsperiode**, die sich durch intensive Differenzierungsvorgänge auszeichnet. Sie wird durch den **Terminationspunkt** beendet.

 *Unter teratogenetischem Terminationspunkt versteht man den spätesten Zeitpunkt, bis zu dem ein schädigender Reiz eingewirkt haben muß, um eine bestimmte Fehlbildung auslösen zu können.*

**Tab. 8:  Einzelfehlbildungen: Spaltbildungen**

| Ventrale Spaltbildungen | Dorsale Spaltbildungen |
|---|---|
| **Gesicht:**<br>• Lippen-Kiefer-Gaumen-Spalte (Wolfsrachen, Cheilognathopalatoschisis)<br>• Schräge Gesichtsspalte (Meloschisis)<br>• Quere Gesichtsspalte (Makrostomie)<br>• Mediane Gesichtsspalte | **Schädel:**<br>• Schädeldecke (Cranioschisis, Akranie), verbunden mit<br>• Fehlen des Hirns (Anenzephalie)<br>• Teilweiser Defekt des Schädels oder Gehirns (Hemiakranie, Hemizephalie)<br>• Hirnbruch (Kephalozele) |
| **Rumpf:**<br>• Thoraxspalte<br>• Bauchspalte<br>• Blasenspalte | **Wirbelsäule:**<br>• Freiliegendes Rückenmark (Rhachischisis)<br>• Spaltwirbel (Spina bifida)<br>• Wucherungen in der Rückenmarksubstanz (Syringomyelie) |

**Tab. 9:  Freie Doppelfehlbildungen**

| Asymmetrische Doppelfehlbildungen | Symmetrische Doppelfehlbildungen |
|---|---|
| • Rudimentär entwickeltes Herz (Hemiakardius)<br>• Fehlbildung ohne Herz (Holoakardius)<br>• Fehlbildung ohne Gehirn (Holozephalus) | • eineiige Zwillinge |

**Tab. 10:  Einzelfehlbildungen**

| Kopf | • Fehlender Unterkiefer (Agnathie)<br>• Zyklopie (Einauge)<br>• Fehlen des Riechhirns (Archinenzephalie) |
|---|---|
| **Extremitäten** | • Spalthände und -füße (Amelie, Phokomelie, Mikromelie, Peromelie)<br>• Überzählige Finger und Zehen (Polydaktylie)<br>• Verschmelzen von Fingern und Zehen (Syndaktylie)<br>• Verschmelzen beider Beine (Symmelie) |
| **Innere Organe** | • Angeborener Zwerchfelldefekt<br>• Stenosen und Atresien im Magen-Darm-Kanal<br>• Stenosen und Atresien der Harnwege, z. B. Zystenieren, Atresie des Ureters |
| **Situs inversus (S. i.)** | • S. i. aller Organe (S. i. totalis)<br>• S. i. einiger Organe oder eines Organs (S. i. partialis) |

**Tab. 11: Zusammenhängende Doppelfehlbildungen**

| Asymmetrische Doppelfehlbildungen | Symmetrische Doppelfehlbildungen |
|---|---|
| Befestigung des Parasiten <br> • am Kopf des Autositen (Craniopagus parasiticus) <br> • an der Vorderseite (Thoracopagus parasiticus) <br> • an der Rückseite (Notomelus) <br> • am kaudalen Ende (Sakralparasit) <br> • im Körperinneren | • Vollständige Doppelfehlbildung (Duplicitas completa), z. B. siamesische Zwillinge <br> • Unvollständige Doppelfehlbildung (Duplicitas incompleta) |

**Tab. 12: Einteilung der Fehlbildungsentstehung nach den Phasen der Entwicklung**

| Entwicklungsphase | Störungen |
|---|---|
| **Gametogenese** (Entstehung der Gameten und ihre Wanderung bis zur Befruchtung) | Gametopathien |
| **Blastogenese** (1. – 15. Tag der Entwicklung) | Blastopathien |
| **Embryogenese** (16. – 75. Tag der Entwicklung) | Embryopathien |
| **Fetogenese** (76. Tag bis zur Geburt) | Fetopathien |

 **Lernkontrolle und Übungen**

1. Worin besteht der Unterschied zwischen Hypertrophie und Hyperplasie?

2. Wodurch unterscheiden sich reparative und pathologische Regeneration?

3. Wann kommt es zur reparativen Regeneration?

4. Wodurch unterscheiden sich Zellen mit post- bzw. intermitotischem Wachstum? Geben Sie ein Beispiel an.

5. Welcher Vorgang führt zur Heilung einer Schnittwunde?

6. Was verstehen Sie unter autonomem Wachstum?

7. Nennen Sie Faktoren, die die Prognose einer gutartigen Geschwulst beeinflussen.

8. Erläutern Sie die wichtigsten Kriterien der Malignität.

9. Nennen Sie zytologische Kennzeichen einer bösartigen Geschwulst.

10. Warum ist bei einer Mammaamputation aufgrund eines Karzinoms die Entfernung der regionalen Lymphknoten wichtig?

11. Welche Ursachen hat die Anämie bei bösartigen Geschwülsten?

12. Ordnen Sie folgende Geschwülste nach histogenetischen Gesichtspunkten: Basaliom, Adenokarzinom, polymorphzelliges Sarkom, Papillom.

13. Erläutern Sie den Begriff Präkanzerose; nennen Sie Beispiele.

14. Welche exogenen Ursachen bei der Geschwulstentstehung sind Ihnen bekannt?

15. Erklären Sie das Entstehen einer Geschwulst mit Hilfe eines biologischen Regelkreises.

16. Welches sind bei Männern und Frauen die häufigsten Karzinome?

17. Welche gesundheitserzieherische Konsequenzen ergeben sich aus der gegenwärtigen Kenntnis über die Geschwülste?

18. Was verstehen Sie unter Entwicklungsstörung?

19. Warum sind die Entwicklungsstörungen umso schwerer, je früher der teratogene Reiz einsetzt?

20. Nennen Sie die häufigsten Ursachen für Entwicklungsstörungen.

21. Was versteht man unter der Phasenspezifität der Entwicklungsstörungen?

22. Definieren Sie den Begriff teratogener Terminationspunkt?

23. Welche Chromosomenstörungen können zu Mißbildungen führen?

24. Worin unterscheiden sich Deletion und Trisomie?

25. Was ist eine Fetopathie?

# ÖRTLICHE UND ALLGEMEINE KREISLAUF- STÖRUNGEN

## 4.1 Einleitung

Für einen intakten Kreislauf müssen folgende Organsysteme einwandfrei funktionieren:

- Herz,
- arterielle und venöse Blutgefäße, terminale Strombahn,
- Blut,
- Nerven, Hormone und extravasale Faktoren.

Diese Systeme weisen eine anatomische und physiologische Beziehung zueinander auf und bilden das **Herz-Kreislauf-System**. Es gewährleistet die Lebensfähigkeit aller Gewebe und des gesamten Organismus.

Störungen können das gesamte System betreffen und werden als **allgemeine Kreislaufstörungen** bezeichnet. Wenn nur einzelne Teile des Systems verändert

sind, spricht man von **örtlichen Kreislaufstörungen**.

 *Örtliche Kreislaufstörungen können auch zu allgemeinen Kreislaufstörungen führen, wenn sie die Funktion von Organen des Kreislaufs entscheidend einschränken. Eine örtliche Kreislaufstörung des Herzens (Infarkt) kann zu einer Herzinsuffizienz führen.*

## 4.2 Örtliche Kreislaufstörungen

### 4.2.1 Wesen und Einteilung

 *Bei den örtlichen Kreislaufstörungen handelt es sich um Störungen des Blutgehalts der Gewebe, Organteile oder Organe.*

Man unterscheidet zwischen erhöhtem und erniedrigtem Blutgehalt; es handelt sich also um eine Störung der arteriellen Zufuhr oder des venösen Abflusses.

### 4.2.1.1 Hyperämie

 *Hyperämie bedeutet einen erhöhten Blutgehalt im Gewebe, in einem Organteil oder Organ.*

Einteilung der örtlichen Kreislaufstörungen

| Hyperämie |
|---|
| • aktive |
| • passive |

| Ischämie |
|---|
| • absolute |
| • relative |

**Abb. 34:** Örtliche Kreislaufstörungen

## Einteilung und Ursachen der Hyperämie

**1. Aktive oder arterielle Hyperämie**: Infolge eines vermehrten arteriellen Zustroms nimmt das Blutvolumen eines Organs zu. Dabei ist zunächst der Zustrom durch die erweiterten Arteriolen größer als der Abfluß.

Ursachen:
- Körperliche und geistige Anstrengung
- Störungen der nervalen Gefäßregulation

Folgen:
- Stoffwechselaktivierung
- Temperaturerhöhung

**2. Passive oder venöse Hyperämie**: Zu dieser Hyperämieform kommt es, wenn bei normalem Zufluß der venöse Abfluß aus dem Organ vermindert ist.

Ursachen:
- Allgemeine Kreislaufstörungen (Herzinsuffizienz)
- Thromben
- Blutverteilungsstörung innerhalb des Organs infolge unterschiedlicher Kalibervergrößerungen in der terminalen Strombahn (auch terminale Hyperämie genannt)

- Vergrößerte Lymphknoten, die den Gefäßquerschnitt verkleinern

Folge:
- Mechanische Einschränkung des venösen Blutstromes
- Terminale Hyperämie

### 4.2.1.2 Ischämie

 *Unter Ischämie versteht man den verminderten Blutgehalt im Gewebe, in einem Organteil oder einem Organ.*

### Einteilung und Ursachen der Ischämie

**1. Absolute Ischämie**: Sie ensteht durch den Verschluß einer Arterie der zu einer absoluten Blutleere des Gewebes, Organteils oder Organs führt.

Ursachen:
- Embolie
- Verschließende Thromben
- Gefäßspasmus

Folge:
- Nekrose (Infarkt)

**2. Relative Ischämie**: Mißverhältnis zwischen vorhandener und benötigter Blutmenge innerhalb eines Organs. Bei

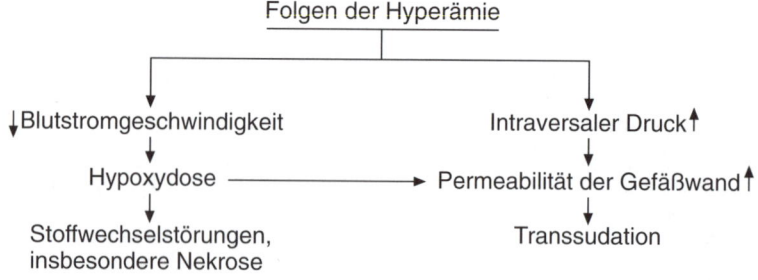

**Abb. 35: Folgen der Hyperämie**

**Tab. 13:** **Ursachen, Bedingungen und Folgen der Ischämie**

| Blutzufuhr | Blutbedarf der Organe | Ergebnis |
|---|---|---|
| $\varnothing$ | $\varnothing$ | Normale Versorgung |
| $\downarrow \rightarrow -$ | $\varnothing$ | Absolute Ischämie |
| $\downarrow$ | $\varnothing$ | Relative Ischämie |
| $\varnothing$ | $\uparrow$ | Relative Ischämie |

Ruhe werden dem Gewebe, Organteil oder Organ noch ausreichend Substrat und Sauerstoff angeboten; erst bei Belastung wird das Mißverhältnis deutlich. Ursachen:

- Stenosierende Arteriosklerose
- Erhöhter Bedarf an Substraten und Sauerstoff
- Anämie

Folgen:

- Unzureichende arterielle Versorgung
- Nekrose

 *Die Ischämie führt immer zur Nekrose.*

 *Ischämisch bedingte Nekrosen nennt man Infarkte!*

Einteilung:

- **Anämischer Infarkt**: Eine Ischämie infolge Drosselung/Verschluß einer funktionellen oder anatomischen Endarterie, z. B. am Herzen (Myokardinfarkt) stellt eine häufige Todesursache dar.
- **Hämorrhagischer Infarkt**: Nur in Organen mit doppelter Blutversorgung (Lunge) oder bei Vorhandensein ausgedehnter arterieller Anastomosen (Darm). Neben der Ischämie muß eine passive Hyperämie bestehen.

**Beispiel:** Embolischer Verschluß eines Astes der A. pulmonalis; passive Hyperämie der Vv. pulmonales bei Mitralklappenstenose. In das ischämische Gebiet fließt über die Aa. bronchiales weiter Blut ein, das auf Grund der venösen Hyperämie in nicht ausreichender Menge abtransportiert wird. Durch die geschädigte Kapillarwand tritt es in das ischämische Gebiet ein.

### 4.2.2 Thrombose

 *Unter Thrombose versteht man eine intravasale und intravitale Blutverfestigung.* **Thrombus** *ist ein intravital in den Blutgefäßen oder im Herzen entstandenes fibrinhaltiges Thrombozytenaggregat.*

**Intravasal:** innerhalb eines Blutgefäßes
**Intravital** grenzt den Vorgang eindeutig gegen postmortale Blutveränderungen (Leichengerinnsel) ab.

 *Die irreversible Thrombozytenaggregation ist der entscheidende pathogenetische Vorgang bei der Entstehung des Thrombus.*

Die Thrombozytenaggregation wird durch folgende Faktoren begünstigt.

- Gefäßwandveränderungen,

- Abnahme der Blutströmungsgeschwindigkeit und Wirbelbildungen im Blutstrom,
- Veränderungen der Blutzusammensetzung (Erhöhung der Viskosität).

 *Diese Veränderungen können auch nach Operationen auftreten. Therapie und Krankenpflege müssen also darauf gerichtet sein, eine Thrombose zu verhindern.*

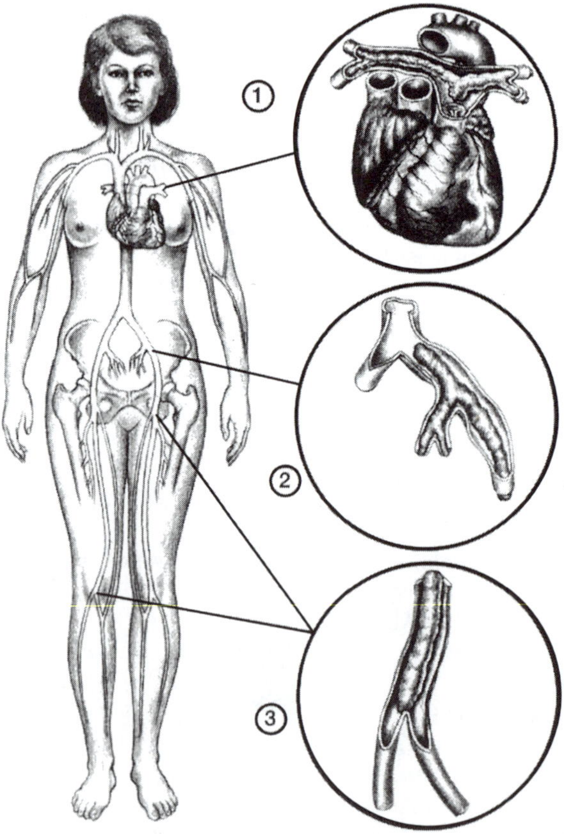

① Lungenembolie

② Thrombenbildung in Bauchvenen

③ Thrombenbildung in Beinvenen

**Abb. 36:  Thrombenbildung in Bauch- u. Beinvenen und Lungenembolie. Aus: Cannobbio, M. M.: Cardiovascular Disorders. Mosby, St. Louis 1990**

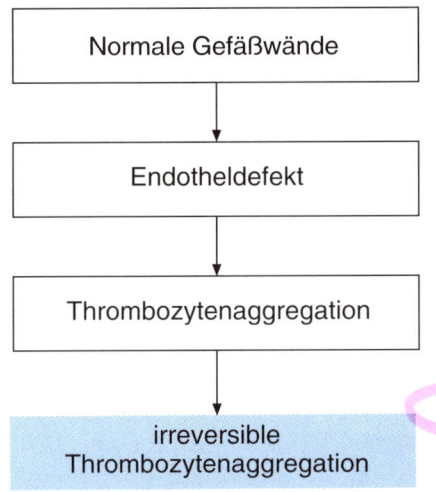

- Thromben in Kapillaren
- Thromben in Arterien

Einteilung nach dem **Ausmaß**:
- Lumeneinengende Thromben
- Lumenverschließende Thromben

Die **Folgen** können den Organismus oder den Thrombus selbst betreffen und äußern sich in einer
- venösen Hyperämie,
- Ischämie.

### 4.2.3 Embolie

 *Bei der Embolie werden feste, flüssige oder gasförmige Stoffe, die sich im Blut nicht lösen, mit dem Blutstrom transportiert und im Gefäß eingekeilt.*

Die **Einteilung** erfolgt nach der Art des Embolus:
- Embolie **fester Stoffe**: Es handelt sich um die wichtigste Form der Embolie, die am häufigsten als Folge einer Thrombose auftritt.

**Abb. 37:** **Entstehung eines Thrombus im strömenden Blut**

Das endgültige Bild des Thrombus wird durch die Ausbildung eines **Fibringerüstes** geprägt, in dessen Lücken sich weitere Blutzellen einlagern.
Einteilung nach der Art des **betroffenen Gefäßes**:
- Thromben in Venen

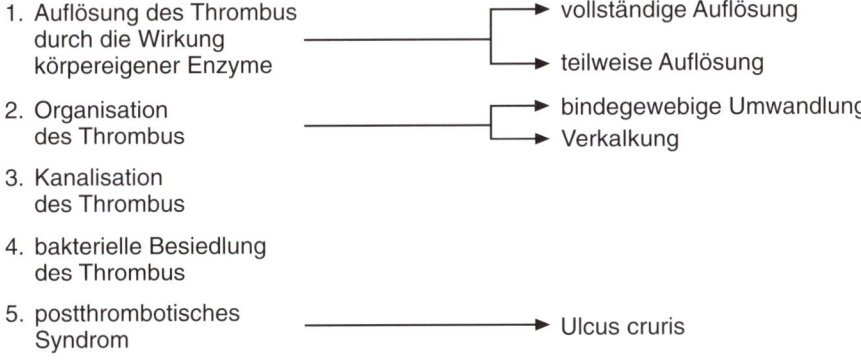

**Abb. 38:** **Veränderung und Folgen der Thrombose**

- Embolie **flüssiger Stoffe**: Wichtigste Form ist die Fettembolie, die nach einer Knochenfraktur auftreten kann. Dabei wird das Fett im Gebiet der Fraktur in die Kapillaren eingesaugt bzw. eingepreßt. Es handelt sich primär um eine kapilläre Embolie in der Lunge, die sekundär zur Embolie in den Organen des Körperkreislaufs (z. B. Gehirn) führen kann.
- Embolie **gasförmiger Stoffe**: Sie kann nach Verletzung herznaher Venen auftreten, wobei durch Unterdruck der herznahen Gefäße Luft angesaugt wird.

## 4.3 Allgemeine Kreislaufstörungen

### 4.3.1 Wesen und Einteilung

Allgemeine Kreislaufstörungen führen zu unzureichender Blutversorgung lebenswichtiger Organe. Sie werden nach den auslösenden Faktoren in verschiedene Gruppen eingeteilt.

### 4.3.2 Vom Herzen ausgehende allgemeine Kreislaufstörungen

#### 4.3.2.1 Herzinsuffizienz

 *Herzinsuffizienz bezeichnet die Unfähigkeit des Myokards, die zur Aufrechterhaltung der Kreislauffunktion notwendige*

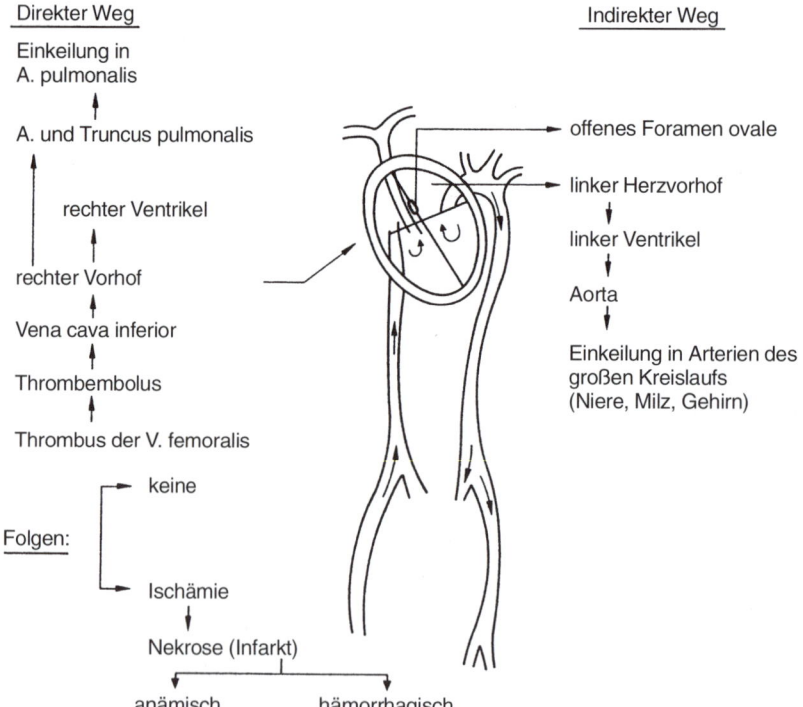

Direkter Weg

Einkeilung in
A. pulmonalis

A. und Truncus pulmonalis

rechter Ventrikel

rechter Vorhof

Vena cava inferior

Thrombembolus

Thrombus der V. femoralis

Folgen: keine

Ischämie

Nekrose (Infarkt)

anämisch — hämorrhagisch

Indirekter Weg

offenes Foramen ovale

linker Herzvorhof

linker Ventrikel

Aorta

Einkeilung in Arterien des
großen Kreislaufs
(Niere, Milz, Gehirn)

**Abb. 39: Wege der Entstehung einer Embolie**

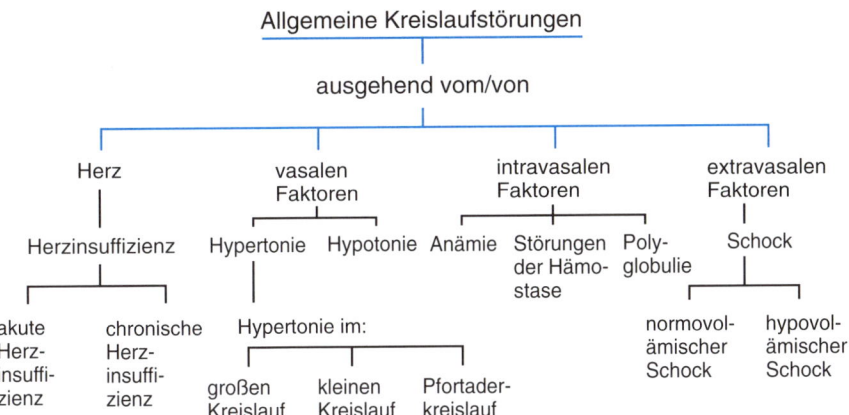

**Abb. 40:** Einteilung der allgemeinen Kreislaufstörungen

*Druck-Volumen-Arbeit zu leisten. Dies führt zur Verminderung des Herzminutenvolumens, wodurch die ausreichende Blutversorgung des Körpers nicht mehr gewährleistet ist.*

## Einteilung nach der Lokalisation

Die Herzinsuffizienz kann jeden Ventrikel isoliert befallen. Man spricht dann von einer **Rechts-** oder **Linksherzinsuffizienz**. Sind beide Kammern betroffen, liegt eine **Globalinsuffizienz** vor.

## Einteilung nach der Pathogenese

- Energiemangelinsuffizienz bzw. **akute Herzinsuffizienz**: Dem Herzmuskel steht die für die Herzarbeit notwendige Energie nicht mehr zur Verfügung. Zu beobachten bei:
  – Herzinfarkt,
  – akutem Cor pulmonale,
  – hämorrhagischem Schock,
  – postoperativem Herzversagen.

Diese Kreislaufstörungen führen zur Einschränkung der für die Herzarbeit notwendigen Blutversorgung.

- Energieutilisationsinsuffizienz bzw. **chronische Herzinsuffizienz**: Der Herzmuskel ist unfähig, die ausreichend bereitgestellte Energie (ATP) in mechanische Arbeit umzusetzen. Dies tritt auf bei
  – Herzklappenfehlern,
  – Hypertonie im großen und kleinen Kreislauf,
  – entzündlichen Herzmuskelerkrankungen.

Sie führen zur Erschwerung des Transports der $Ca^{2+}$-Ionen in das Myokard (z. B. infolge Hypertrophie), wodurch die Aktivierung der myofibrillären ATPase nicht erfolgt. Diese Form der Insuffizienz wird jedoch bald von einer Energiemangelinsuffizienz überlagert.

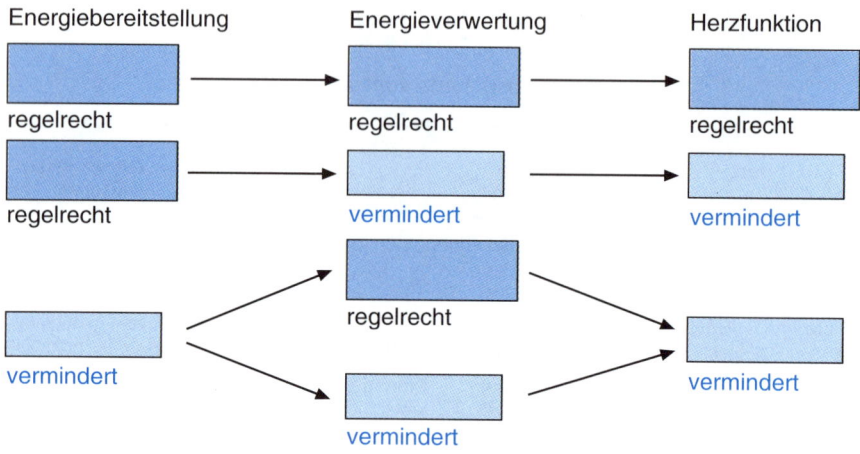

**Abb. 41:** Übersicht über die Entstehung der Herzinsuffizienz

**Folgen der Herzinsuffizienz**

Die Folgen betreffen beide Arten der Insuffizienz, wenn auch mit zeitlichen Verschiebungen:

- Dilatation der Herzventrikel,
- passive Hyperämie (Stauung) im Stromgebiet der vor dem jeweiligen Herzventrikel liegenden Organe,
- Mangelversorgung des Organismus mit Blut.

**4.3.3 Von vasalen Faktoren ausgehende allgemeine Kreislaufstörungen**

**4.3.3.1 Hypertonie**

 *Hypertonie ist eine anfallsweise bzw. ständig auftretende Erhöhung des Blutdrucks.*

Sie kann lokalisiert sein im
- großen Kreislauf,
- kleinen Kreislauf,
- Pfortaderkreislauf.

**Hypertonie im großen Kreislauf**

Diese Form wird **essentielle Hypertonie** (auch Entzügelungshochdruck, roter Hochdruck) genannt.

 *Die essentielle Hypertonie ist die häufigste Form des Hochdrucks.*

Die **Ursache** der essentiellen Hypertonie ist bis heute unbekannt. Es gibt mehrere Theorien zu ihrer Entstehung:

- **Reflexogene Theorie:** Die für die Regelung des Blutdrucks verantwortlichen Pressorrezeptoren der Aorta besitzen aufgrund morphologischer Veränderungen einen höheren Sollwert.
- **Zentrogene Theorie:** Chronische, die Anpassungsfähigkeit überschreitende Reize führen in bestimmten Großhirnregionen (Hypothalamus) zu länger bestehenden Erregungsherden und zu einer Veränderung der Regel-

strecke der Barorezeptoren und damit zu einer stabilen Hypertonie.

- **Renale Hypertonie** (auch Widerstandhochdruck oder blasser Hochdruck): Infolge einer Mangeldurchblutung der Nieren wird im juxtaglomerulären Apparat der Nieren Renin gebildet. Unter seiner Wirkung entsteht in der Leber Angiotensin II, das die Vasokonstriktion hervorruft. Außerdem wird durch Renin die Nebennierenrinde aktiviert und das Mineralokortikoid Aldosteron vermehrt ausgeschüttet. Dies führt über eine gesteigerte Natriumrückresorption zu einer Wasserretention. Infolge der dadurch bedingten Volumenzunahme tritt ebenfalls eine Blutdruckerhöhung auf.
- **Sonderform** der Hypertonie: Es handelt sich hier vor allem um endokrin bedingte Formen der Hypertonie.

### Folgen der Hypertonie im großen Kreislauf

Unabhängig von den einzelnen Hypertonieformen können prinzipiell immer die gleichen Folgen auftreten:

**Herz:**
- Akute Herzinsuffizienz
- Linksherzhypertrophie
- Myokardinfarkt

**Gehirn:**
- Apoplexia cerebri (Blutung infolge Ruptur eines arteriellen Gefäßes im Gehirn)

**Arterien:**
- Begünstigung der Entstehung einer Arteriosklerose

**Nieren:**
- Nephrosklerose
- Urämie

Die **häufigsten Todesursachen** bei Hypertonie im großen Kreislauf sind:
- Akute Herzinsuffizienz,
- Apoplexia cerebri,
- Myokardinfarkt.

**Hypertonie im kleinen Kreislauf** (auch pulmonale Hypertonie genannt)

**Ursachen:**
- Erhöhung des peripheren Gefäßwiderstands in der Lunge. Aufgrund pathologischer Veränderungen in der Lunge werden Lungenkapillaren zerstört (z. B. Lungenemphysem) bzw. das Lumen der Gefäße eingeengt (z. B. durch Sklerose der Pulmonalarterie). Die daraus resultierende Abnahme des Gesamtkapillarquerschnitts führt zur Erhöhung des Widerstands.
- Insuffizienz des linken Herzventrikels

Die **Folgen** sind abhängig vom Grad und von der Dauer der Druckerhöhung im kleinen Kreislauf und äußern sich als
- Dilatation des rechten Herzventrikels,
- Hypertrophie mit nachfolgender Dilatation des rechten Herzventrikels.

 *Die pulmonale Hypertonie bezeichnet man als Cor pulmonale, wenn sie ausschließlich durch pulmonale Veränderungen bedingt ist.*

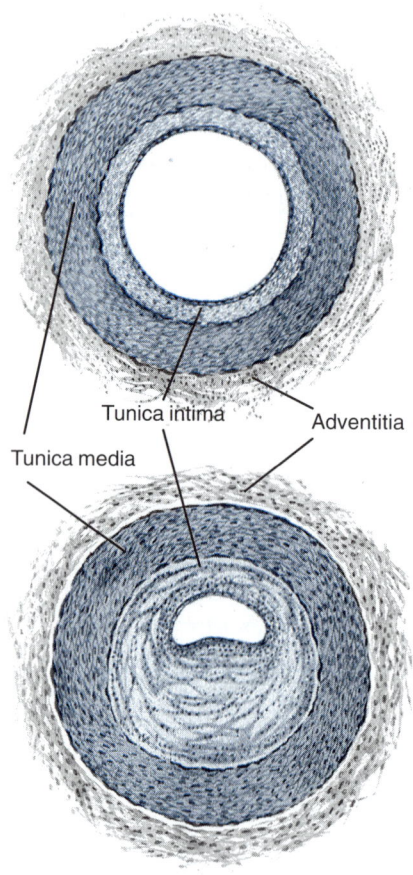

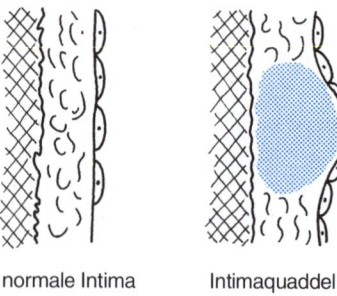

Tunica intima

Adventitia

Tunica media

**Abb. 42:** Arteriosklerotisch verändertes Gefäß-
lumen. Aus: McCance, K. L., Huether, S. E.: Pathophysiology. Mosby-Year-Book, Inc. 1994

## Hypertonie im Pfortaderkreislauf
(auch portale Hypertonie genannt)

**Ursachen:**
- Widerstandserhöhung durch Einen-
  gung der Vena portae
- Strukturveränderungen in der Leber
  (Leberzirrhose)
- Insuffizienz des rechten Herzens

**Folgen:**
- Splenomegalie
- Aszitesbildung
- Ausbildung von Umgehungskreisläu-
  fen (z. B. Ösophagusvarizen)

### 4.3.3.2 Arteriosklerose

 *Arteriosklerose ist eine chroni-
sche mit Verhärtung und Verdickung einhergehende, fort-
schreitende Erkrankung der Intima der Arterien.*

Das morphologische Bild ist durch ein
Nebeneinander unterschiedlicher Veränderungen gekennzeichnet:
- **Intimaquaddel:** beetförmige Einlagerung von Flüssigkeiten und Lipiden in die Intima

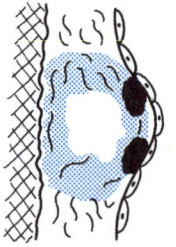

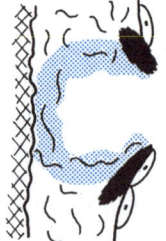

normale Intima        Intimaquaddel        Atherom        Ulkus

**Abb. 43:** Morphologisches Bild der Arteriosklerose

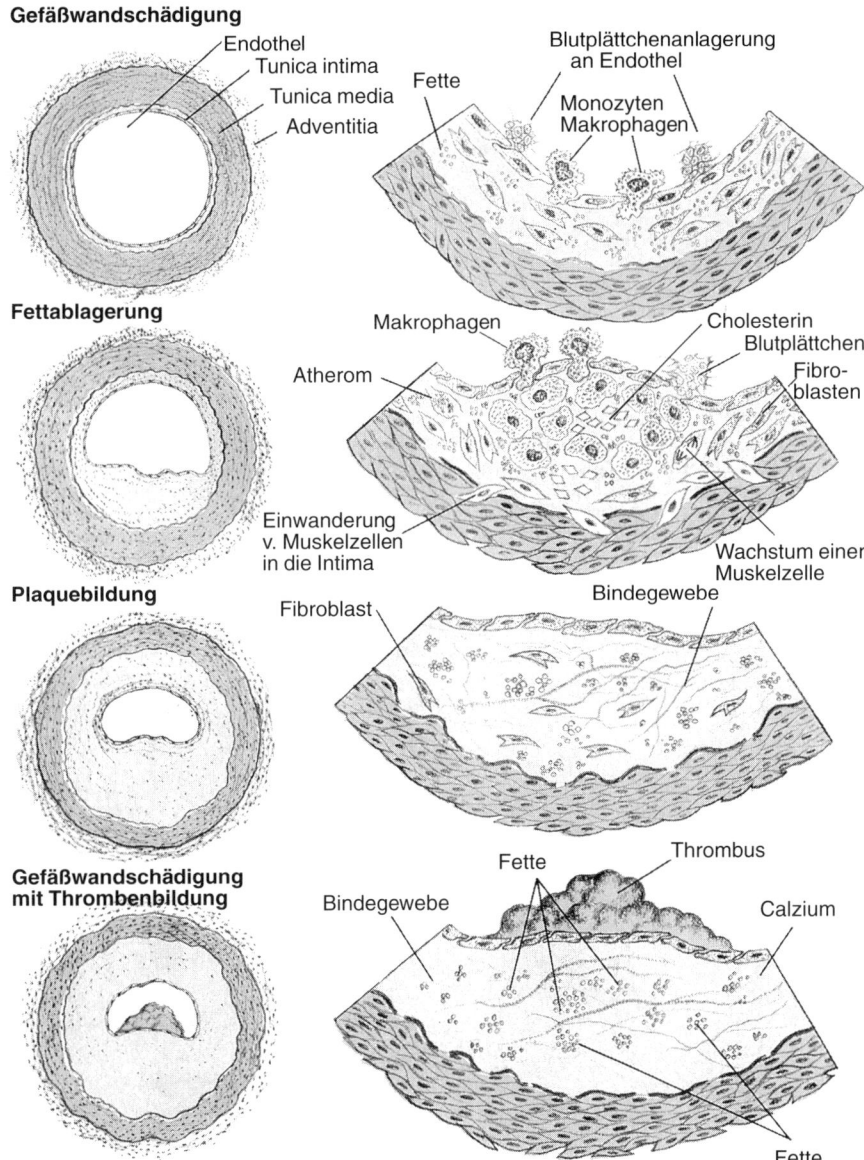

**Abb. 44:** Entstehung der Arteriosklerose. Aus: McCance, K. L., Huether, S. E.: Pathophysiology. Mosby-Year-Book, Inc. 1994

- **Plaque:** beetförmige Fibrose, Hyalinose und weitere Einlagerung von Lipiden
- **Atherom:** Erweichung der Plaques mit sekundärer Kalkeinlagerung
- **Atheromatöses Geschwür:** oberflächlicher Substanzdefekt (Ulcus) des Atheroms mit oder ohne Verkalkung

Die **Ursachen** der Arteriosklerose sind weitgehend unbekannt. Derzeit ist lediglich bekannt, daß

- die Arteriosklerose eine Erkrankung darstellt, die schon in jüngeren Jahren beginnen kann und mit den Altersveränderungen der Blutgefäße nicht identisch ist;
- ein erhöhter arterieller Blutdruck die Entstehung begünstigt;
- ein erhöhter Cholesterolgehalt im Blut sowie Veränderungen in der Zusammensetzung der Lipoproteide die Entstehung fördern.

Allgemein spricht man von einer **Polyätiologie** der Arteriosklerose, die ausschließlich auf die Arterien beschränkt ist. Nach ihrer Ausprägung unterscheiden wir zwischen dem **zentralen Typ**, bei dem lediglich die Aorta befallen ist, und dem **peripheren Typ** mit bevorzugtem Befall bestimmter Organarterien, z. B. Koronararterien, Hirnbasisarterien und Nierenarterien. Häufig kommt es zu einem gemeinsamen Auftreten.

**Folgen:**
Störung und Verminderung der Blutzirkulation und dadurch bedingte Ischämie mit ihren Folgen:

- Thromben
- Aneurysmen

### 4.3.4 Von intravasalen Faktoren ausgehende allgemeine Kreislaufstörungen

Sie werden u. a. verursacht durch:
- Anämie,
- Polyglobulie,
- Störungen der Hämostase.

**Störungen der Hämostase**

 *Blutstillung ist ein physiologischer Vorgang, der den Organismus vor Blutverlust schützt.*

Möglichkeiten der **Blutstillung**:
- Schwellung der Endothelzellen in den Kapillaren
- Engstellung der Gefäße
- Plättchenaggregation (reversibel)
- Bildung von Fibrin durch Aktivierung des plasmatischen Gerinnungssystems
- Einrollen der Arterienintima eines durchtrennten Blutgefäßes
- Organisation des Gebildes aus aggregierten Thrombozyten

Störungen der Blutstillung können durch Bildungsanomalien und/oder unzureichender Bildung von Hämostasefaktoren bzw. durch deren gesteigerten Umsatz entstehen. Daraus resultieren **Blutungsneigungen** (hämorrhagische Diathesen) und **Neigung zur Thrombenbildung**. Hämorrhagische Diathese infolge **Störungen der Thrombozyten**:
- Thrombozytopenie durch verminderte Bildung oder vermehrte Zerstörung/Untergang von Thrombozyten
- Thrombozytämie: Vermehrung von Thrombozyten
- Thrombozytopathie: quantitative und qualitative Störungen der Thrombozytenfunktion

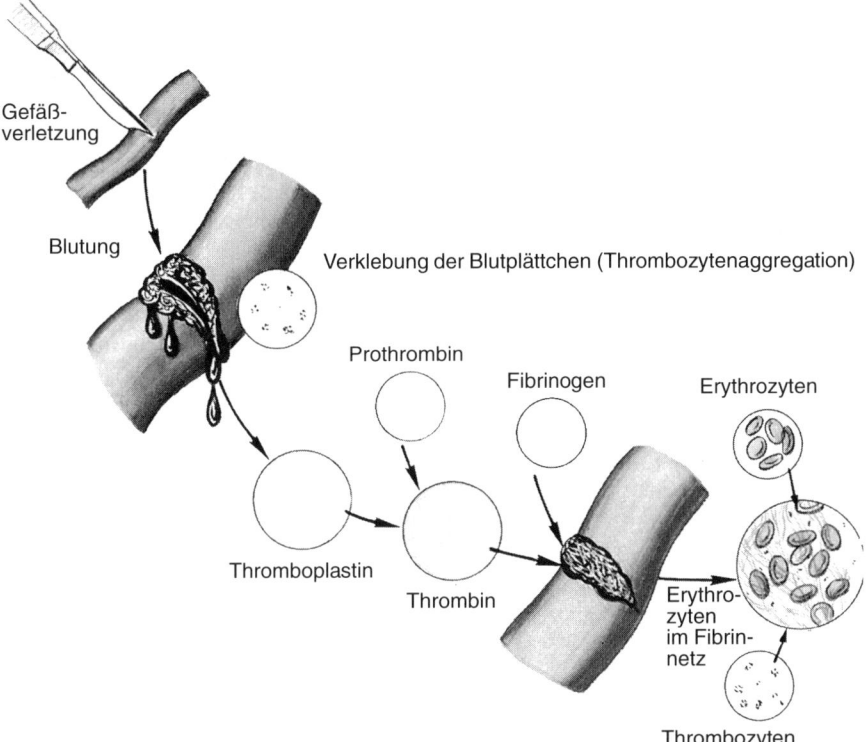

Gefäß-
verletzung

Blutung

Verklebung der Blutplättchen (Thrombozytenaggregation)

Prothrombin

Fibrinogen

Erythrozyten

Thromboplastin

Thrombin

Erythro-
zyten
im Fibrin-
netz

Thrombozyten

**Abb. 45: Die wichtigsten Schritte der Blutgerinnung. Aus: Raven, P. H., Johnson, G. B.: Biology. Mosby-Year Book, St. Louis 1989. In: McCance, K. L., Huether, S. E.: Pathophysiology. Mosby-Year-Book, Inc. 1994**

Hämorrhagische Diathese infolge **Gerin-nungsstörungen**:
- Hämophilie

Hämorrhagische Diathese infolge **Stö-rung an den Gefäßen**:
- Gefäßmißbildungen
- Infektiöse, rheumatische und allergische Entzündungen
- Arzneimittel
- Serumkrankheit

Die Folgen einer Hämostasestörung richten sich nach der Ursache, häufig treten **unstillbare Blutungen** auf.

Für bestimmte therapeutische Zwecke (Hämodialyse, Herzoperationen) wird durch Zugabe bestimmter Arzneimittel (Heparin) eine zeitweilige Störung der Blutgerinnung hervorgerufen, die nach Beendigung der Behandlung durch andere Arzneimittel wieder aufgehoben wird. Durch Gabe spezieller Arzneimittel kann eine Verminderung der Aggregationsfähigkeit der Thrombozyten herbeigeführt werden. Dies verhindert, daß an verschiedenen Stellen des Blutgefäßsystems Thromben entstehen. Diese Therapie beinhaltet immer die Gefahr von Blutungen und bedarf regelmäßiger Kontrollen der Thrombozytenfunktion.

### 4.3.5 Von extravasalen Faktoren ausgehende allgemeine Kreislaufstörungen

#### 4.3.5.1 Schock

 *Schock ist die Kombination von allgemeinen und lokalen Kreislaufstörungen mit einer Minderung des Stromzeitvolumens, der durch gestörte Stoffwechselmechanismen negativ beeinflußt wird.*

Bei den **Kreislaufstörungen** handelt es sich um
- Blutdruckabfall infolge eines Mißverhältnisses zwischen der aktuell vorhandenen Blutmenge und der Kapazität des Gefäßsystems,
- Störungen der Mikrozirkulation der terminalen Strombahn.

Die **Stoffwechselstörungen** sind gekennzeichnet durch
- Veränderungen des Säuren-Basen-Haushalts,
- Einwirkungen von nicht abgebauten Stoffwechselzwischenprodukten,
- Folgen des Sauerstoffmangels.

Das Mißverhältnis von Blutmenge und Gefäßkapazität kann folgende Ursachen haben:
- Blutverlust/Plasmaverlust → hypovolämischer Schock, auch Kollaps,
- Erweiterung des peripheren Systems → normovolämischer Schock.

#### Ablauf des Schocks
- **Präschock:** vagotone Schonphase; peripherer Gefäßwiderstand erhöht; Symptome nur flüchtig

- **Primärer Schock:** Phase der Zentralisierung (Kompensation), Blutdruck fast normal, d. h. aber keineswegs ausreichende Gewebsdurchblutung
- **Sekundärer Schock:** Phase der Dezentralisierung (Dekompensation), alle Gefäße zeigen ausgeprägte Dilatation

In der Zentralisationsphase werden Herz, ZNS und die Nieren ausreichend durchblutet. Die lebenswichtigen Funktionen können begrenzt aufrechterhalten werden (max. 6 – 10 h). Danach kommt es infolge der zunehmenden Hypoxydose zu irreversiblen Stoffwechselstörungen.

### 4.4 Blutungen (Hämorrhagien)

 *Unter einer Hämorrhagie oder Blutung versteht man den Austritt von Blut in seiner vollen Zusammensetzung aus den Blutgefäßen oder aus dem Herzen.*

Es gibt arterielle, venöse und kapilläre Blutungen.

#### 4.4.1 Einteilung der Blutungen
Die Einteilung der Blutungen kann nach verschiedenen Gesichtspunkten erfolgen:
- nach der Pathogenese,
- nach der Zeitdauer,
- nach der Form,
- nach betroffenen Blutgefäßen,
- nach Lokalisation

#### Einteilung nach der Pathogenese
- Blutungen aufgrund von Kontinuitätsstörungen des Blutgefäßes

(Haemorrhagia per rhexin – **Zerrei-ßungsblutungen**).

- Der Gefäßwanddefekt kann durch äußere Gewalteinwirkung oder infolge pathologisch veränderter Gefäßwände, z. B. bei Varizen, verursacht werden. Zu diesem Defekt kann es auch durch „Annagen" kommen (Sickerblutung), z. B. Ulcus ventriculi (Haemorrhagia per diabrosin – **Arrosionsblutung**).
- Blutungen ohne Kontinuitätsstörungen des Blutgefäßes: Es liegt eine gesteigerte Durchlässigkeit der Gefäßwand bzw. eine gestörte Thrombozytenfunktion vor (Haemorrhagia per diapedesin – **Durchtrittsblutung**).

**Einteilung nach der Zeitdauer**
- Akute Blutungen
- Chronische Blutungen (Sickerblutungen)

Neben der Größe und der Schnelligkeit des Blutverlustes spielt die Zeitdauer der Blutung für ihre Gefährlichkeit und das Entstehen eines hypovolämischen Schocks eine wesentliche Rolle.

**Einteilung nach der Form**
- **Petechien:** punktförmige Einzelblutungen aus der Haut
- **Purpura:** allgemeine punktförmige Blutungen
- **Ekchymosen:** fleckenförmige Blutungen
- **Suffusionen:** flächenhafte Blutungen
- **Hämatom:** Bluterguß nach Blutung in das Gewebe

**4.4.2 Ursachen der Blutungen**
Da die Ursachen sehr mannigfaltig sind, werden nachfolgend nur Ursachenkomplexe dargestellt:
- Hypertonie: Die Folge kann das Zerreißen eines wandgeschädigten Blutgefäßes sein, z. b. Apoplexia cerebri.
- Gefäßwandschädigung durch
  - äußere mechanische Einwirkungen
  - bösartige Tumoren
  - Gefäßwandnekrosen
- Erhöhte Permeabilität bei
  - Entzündungen
  - Sauerstoffmangel
  - Schock
- Störungen der Blutgerinnung, z. B. bei gestörter Thrombozytenfunktion

**4.4.3 Folgen der Blutungen**
Die Folgen sind abhängig
- vom Ausmaß,
- von der Zeitdauer,
- der Lokalisation und
- der Art der Blutung.

Aus diesen Faktoren ergeben sich die möglichen Folgen, wie
- Anämie,
- Kompression lebenswichtiger Organe,
- hypovolämischer Schock,
- Tod.

Bei Blutungen müssen alle **Maßnahmen der Ersten Hilfe** und der Therapie darauf gerichtet sein, körpereigene Schutzmaßnahmen (Gefäßkonstriktion und Blutgerinnung) zu unterstützen und gefährliche Folgen zu vermeiden.

**Lernkontrolle und Übungen**

1. Erklären Sie an Beispielen, wie örtliche Kreislaufstörungen zu allgemeinen Kreislaufstörungen werden können.

2. Welcher Vorgang ist bei der Entstehung eines Thrombus von entscheidender Bedeutung?

3. Nennen Sie Todesursachen bei Hypertonie im großen Kreislauf.

4. Erläutern Sie die Entstehung von Ösophagusvarizen.

5. Erläutern Sie den Mechanismus der Entstehung einer chronischen Herzinsuffizienz.

6. Was verstehen Sie unter einem Cor pulmonale?

7. Was ist ein Hämatom?

8. Welche Arten von Blutungen können bei einer bösartigen Geschwulst entstehen?

9. Nennen Sie Ursachen einer absoluten Ischämie.

10. Welche Maßnahmen zur Thromboseprophylaxe würden Sie nach einer Operation oder Entbindung veranlassen?

11. Kann eine Embolie der A. pulmonalis auch ohne Folgen ablaufen?

12. Weisen Sie nach, daß die Herzinsuffizienz eine Krankheit ist.

13. Erläutern Sie die Entstehung der Hypertonie anhand eines Regelkreises.

14. Bei welcher Erkrankung kann es zur Fettembolie kommen?

15. Warum kann es bei einer Fettembolie zur Kolliquationsnekrose im Gehirn kommen?

16. Erklären Sie den Begriff anämischer Infarkt und geben Sie ein Beispiel an.

17. Welche pathologischen Veränderungen des Herzmuskels können bei einer essentiellen Hypertonie auftreten?

18. Warum kann es bei einer schweren Verbrennung zum hypovolämischen Schock kommen?

19. Begründen Sie, warum die Autotransfusion zur Schockprophylaxe beiträgt.

20. Weisen sie nach, warum eine Blutung zum Schock führen kann.

21. Was ist ein Atherom einer Arterie?

22. Nennen Sie Folgen der Arteriosklerose.

23. Was versteht man unter einer hämorrhagischen Diathese?

24. Was verstehen Sie unter Hämophilie?

# 5 STÖRUNGEN DER ATMUNG

## 5.1 Einleitung

Durch die Atmung wird der für die biologische Oxydation notwendige Sauerstoff bereitgestellt und Kohlendioxid eliminiert. Für eine normale $O_2$-Versorgung der Zellen müssen folgende Voraussetzungen erfüllt sein:

- Reaktion des Atemzentrums auf $CO_2$-spezifische Rezeptoren,
- normal funktionierende Atmungsorgane, insbesondere die gleichmäßige Verteilung der Luft auf die Lungenbezirke,
- normal funktionierende Diffusion zwischen Lungenalveolen und Lungenkapillaren,
- regelrechter Sauerstoff- und Kohlendioxidtransport durch das Blut, der abhängig ist von
  – der Arbeitsleistung des Herzens,

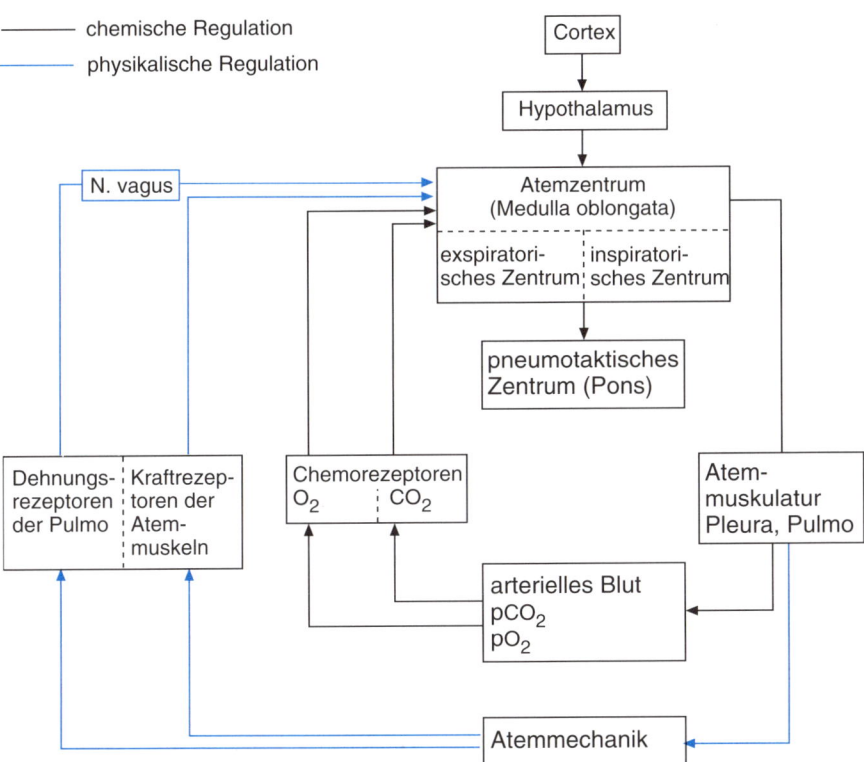

**Abb. 46: Regulation der Atmung**

– dem intravasalen Druck,
– der Blutströmung,
– dem Gehalt an Hämoglobin und seiner Bindungskapazität,
• normal funktionierende Diffusion zwischen Kapillaren und Zellen,
• normale Regulation.

Bis zur intrazellulären Sauerstoffverwertung laufen folgende Teilfunktionen ab:
• Gaswechsel der Lunge,
• Diffusion zwischen den Alveolen und den Lungenkapillaren,
• Transport mit dem Blut,
• Diffusion zwischen Kapillaren und Zellen.

## 5.2 Ursachen einer gestörten Sauerstoffversorgung

Die Ursachen einer gestörten Sauerstoffversorgung können entsprechend der unterschiedlichen Teilfunktionen in folgenden Bereichen auftreten:

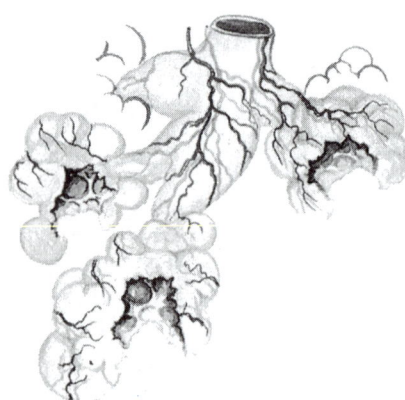

**Abb. 47: Obstruktion der Luftwege durch Emphysem. Vergrößerung und Zerstörung der Alveolarwände, Elastizitätsverlust, Air trapping). Aus: McCance, K. L., Huether, S. E.: Pathophysiology. Mosby-Year-Book, Inc. 1994**

• **In der atmosphärischen Luft**: Die Erniedrigung des Gesamtluftdrucks führt zur Reduzierung des Sauerstoffanteils der Atemluft. Beimengungen von Gasen (z. B. Kohlenmonoxid) zur Atemluft haben ein vermindertes Sauerstoffangebot zur Folge.
• **In den oberen Luftwegen**: Krankhafte Veränderungen in der Nase, im Rachenraum, Kehlkopf und in den Bronchien können zu Störungen des Gaswechsels führen:
• entzündliche Erkrankungen, z. B. Grippe, Bronchitis,
• stenosierende bzw. verdrängende Prozesse, z. B. Struma, Geschwülste im Kehlkopf und in den Bronchien,
• allergische Erkrankungen, z. B. Asthma bronchiale,
• Fremdkörper,
• Ödeme der aryepiglottischen Falten, z. B. durch Insektenstich im Gaumen-Rachen-Raum,
• Verlegung der Atemwege, z. B. durch Zurückfallen der Zunge bei Bewußtlosigkeit.

 *Bewußtlose müssen deshalb immer in die stabile Seitenlage gebracht werden.*

Der Gaswechsel kann auch gestört sein durch krankhafte Prozesse
• der Atmungsmuskulatur,
• des knöchernen Thorax oder
• der Pleura.

**In der Lunge**:
Die **Alveolen** können ganz oder teilweise durch ein entzündliches Exsudat, ein Ödem oder durch hyaline Membranen ausgefüllt oder ausgekleidet sein.

Durch Flüssigkeitseinlagerungen bzw. durch Vermehrung des interstitiellen Bindegewebes können sich die Alveolarsepten verbreitern, so daß die Distanz zwischen Alveolarlichtung und Kapillaren vergrößert wird und sich die Diffusion verschlechtert.

Durch strukturelle Veränderungen des **Interstitiums** (Lungenemphysem) kann die Gesamtanzahl der Kapillaren reduziert werden, so daß für den Gasaustausch zwischen Alveolen und Blutgefäßen nicht mehr genügend Kapillaren zur Verfügung stehen.

**Im Kreislauf:**
- Örtliche Kreislaufstörungen in der Lunge
- Allgemeine Kreislaufstörungen, z. B.
  - Herzinsuffizienz
  - Hyper- und Hypotonie
  - Schock

**Im Blut:**
- Anämie (z. B. hypochrome Anämie)
- Störungen der Sauerstoffbindungskapazität des Hämoglobins durch andere Stoffe (z. B. durch Kohlenmonoxid)
- Hämoglobinmangel (z. B. nach größeren Blutverlusten)

**Im Gewebe:**
- Verlängerung der Diffusionsstrecke
- Störungen der Zell- und Organellenmembranen

**In der Regulation der Atmung:**
- Verletzungen und Blutungen der Medulla oblongata – Hirnödem
- Verletzungen des Rückenmarks im Halswirbelsäulenbereich

## 5.3 Folgen des Sauerstoffmangels

Verminderter Sauerstoffgehalt der Atemluft, pathologische Veränderungen in den Atmungsorganen, Störungen des Gasaustausches in den Lungen führen zu einem verminderten Sauerstoffgehalt im Blut.

 *Hypoxämie bezeichnet den verminderten Sauerstoffgehalt des Blutes.*

Die Hypoxämie sowie Störungen des Gasaustausches an der Zelle sind Ursachen für einen Sauerstoffmangel in der Zelle.

 *Unter **Hypoxie** versteht man den Sauerstoffmangel der Zelle, der durch Hypoxämie und/oder Störungen des Gasaustausches an der Zelle bedingt ist.*

Aufgrund der Hypoxämie und der Hypoxie kann es zu einer Störung der Zellatmung kommen. Diesen Zustand bezeichnet man als **Hypoxydose**.
Formen der Hypoxydose:
- **Hypoxische Hypoxydose:** Die biologische Oxydation ist durch Sauerstoffmangel in der Zelle behindert.
- **Histotoxische Hypoxydose:** Die biologische Oxydation ist aufgrund von Vergiftungen der Atmungsenzyme oder anderer Veränderungen gestört, obwohl Sauerstoff in ausreichendem Maße vorliegt.
- Hypoxydose infolge **Substratmangels**: Die biologische Oxydation kann wegen des fehlenden Substrats (Fette, Kohlenhydrate, Eiweiße) nicht stattfinden, obwohl Sauerstoff in ausreichender Menge zur Verfügung steht.

Die **Folgen der Hypoxydose** sind abhängig von

- der Dauer und der Stärke der Hypoxie,
- der Empfindlichkeit der Zelle bzw. des Gewebes (Vulnerabilität der Zelle bzw. des Gewebes),
- vom Funktionszustand der Zelle bzw. des Organs.

Neben anderen strukturellen Veränderungen, wie Verfettung, entsteht als Folge des Sauerstoffmangels eine **Nekrose.** Sauerstoffmangel in der perinatalen Periode sowie unzureichende Sauerstoffversorgung bei Frühgeborenen kann schon nach kurzzeitiger Dauer infolge Hypoxydose zu schwerwiegenden Schäden des Gehirns (frühkindlicher Hirnschaden), aber auch zum Tode des Feten bzw. des Kindes führen.

 **Lernkontrolle und Übungen**

1. Was versteht man unter dem Begriff Hypoxydose? Welche Formen können unterschieden werden?

2. In welchen Situationen kann ein Sauerstoffmangel im Blut auftreten?

3. Nennen Sie Voraussetzungen der zellulären Sauerstoffversorgung.

4. Was verstehen Sie unter einer Hypoxämie?

5. Warum können Erkrankungen der Lunge zur Hypoxämie führen?

# 6 ENTZÜNDUNGEN UND PATHOGENE IMMUNPHÄNOMENE

## 6.1 Einleitung

Fast alle Lebewesen sind entweder sporadisch oder permanent einer Bedrohung durch Krankheitserreger oder dem Einfluß anderer schädigender Stoffe aus der Umwelt ausgesetzt. Um dieser wirkungsvoll begegnen zu können, hat der Organismus verschiedene Schutz- und Abwehrsysteme entwickelt.

Man unterscheidet die **unspezifische** von der **spezifischen Abwehr**. Am höchsten entwickelt ist dieses System bei Wirbeltieren, bei denen der spezifische Schutz auf einem Erkennungsmechanismus beruht. Dieser unterscheidet präzise zwischen **körpereigenem** (selbst) und **körperfremdem** (nicht selbst) Material.

*Ohne diese Schutzmechanismen ist die Existenz und Entwicklung lebender Materie nicht möglich.*

Die Abwehrmechanismen dienen der Erhaltung der Individualität. Diese Aufgabe wird durch das Immunsystem realisiert.

Daneben gibt es noch weitere **unspezifische Abwehrmechanismen**:

- Unterschiedliche Konstitution, d. h. bestimmte Konstitutionstypen erkranken häufiger

- Mechanische Abwehrmechanismen: Epithelgewebe, Flimmerepithel, Schleim
- Chemische Abwehrmechanismen: Salzsäure des Magensaftes, Milchsäure der Vagina, saurer pH-Wert der Interzellularsubstanz
- Bakterielle Abwehrmechanismen: symbiotische Bakterienflora des Darmes
- Phagozytose: Aufnahme und Verdauung von Krankheitserregern und anderen Fremdstoffen in Mikro- und Makrophagen

Eine besondere Rolle im Komplex der Abwehrmechanismen spielt die **Entzündung**.

*Die Entzündung stellt die ausgeprägteste unspezifische Abwehrreaktion des Organismus dar.*

## 6.2 Entzündung

### 6.2.1 Wesen und Begriffsbestimmung

Die Entzündung (Inflammatio) war als Krankheitserscheinung schon der Medizin des Altertums bekannt. Erstmalig wurde sie vor 2000 Jahren von Celsus beschrieben. Bei der Entzündung handelt es sich um einen komplexen physiologischen Abwehrvorgang, der als Folge örtlich angreifender Reize zu einer Reaktion des Organismus führt. Dabei läuft ein Komplex verschiedener pathologischer Vorgänge ab.

**Kennzeichen der Entzündung**
Bei jeder Entzündung lassen sich aufgrund biologischer, funktioneller und morphologischer Veränderungen bestimmte Symptome nachweisen:

- **Rubor** (Rötung) wird durch die örtlichen Kreislaufstörungen im Entzündungsgebiet hervorgerufen.
- **Calor** (Hitze): Mit der örtlichen Kreislaufstörung ist auch eine Veränderung der Blutströmungsgeschwindigkeit verbunden. Daraus resultiert eine Veränderung des Wärmehaushalts, die durch den gestörten Stoffwechsel zusätzlich gefördert wird. Die Temperaturerhöhung ist auch als Fieber zu beobachten.
- **Dolor** (Schmerz) entsteht infolge der Kreislaufstörungen und durch bestimmte Stoffe, die bei der Entzündung wirksam werden.
- **Tumor** (Schwellung) bildet sich durch Exsudation.
- **Functio laesa** (gestörte Funktion) resultiert aus komplexen Veränderungen.

Die Kennzeichnung einer Entzündung erfolgt durch das Anhängen der Endung **-itis** an den Wortstamm des Ausgangsgewebes, -organs oder Organteiles.
**Beispiele:** Myokarditis, Bronchitis, Gastritis; **aber** für die Entzündung des Lungengewebes: **Pneumonie**.

 *Entzündung ist eine Reaktion am Gefäßbindegewebe (Histion), die nach Einwirkung exogener oder endogener entzündungserregender Reize abläuft. Die Entzündung stellt ein*

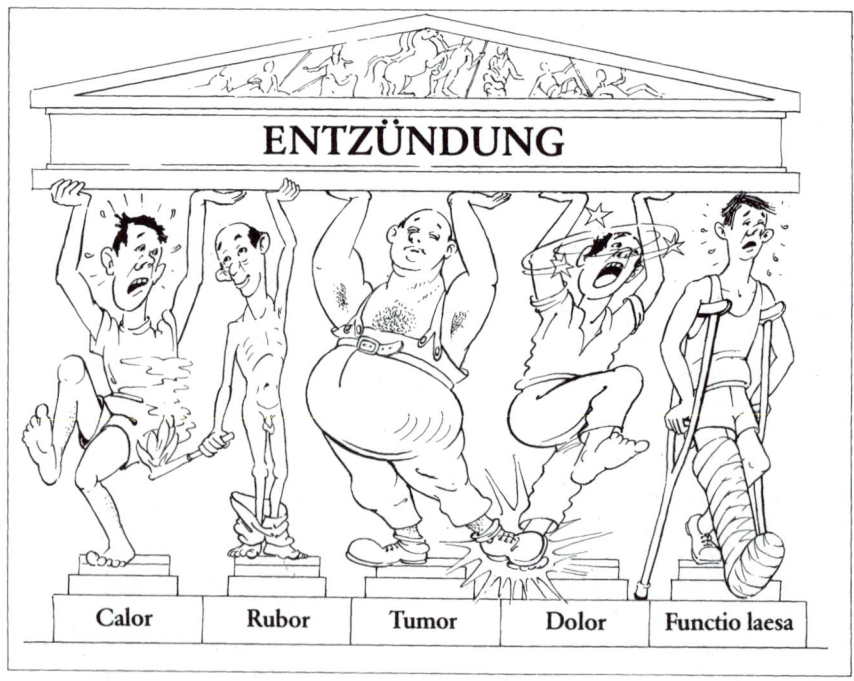

Abb. 48: Entzündungskennzeichen

*in bestimmter Reihenfolge ablaufendes komplexes Geschehen dar. Im einzelnen handelt es sich dabei um alterative Veränderungen, Durchblutungsstörungen mit Exsudation und Infiltration sowie proliferativen und resorptiv phagozytären Vorgängen.*

Als entzündungserregende Reize wirken:
- Mikroorganismen verschiedener Art, z. B. Viren, Bakterien, Pilze,
- Makroorganismen, z. B. Protozoen, Würmer,
- exogene Toxine, die dem Organismus von außen zugeführt werden,
- endogene Toxine, die im Körper entstehen, z. B. Gewebszerfallsprodukte bei Geschwülsten,

- chemische Substanzen, Säuren, Laugen,
- mechanische Reize, Reibung, Druck,
- thermische Reize, Hitze, Kälte, Infrarotstrahlung,
- aktinische Reize, Ultraviolett- und Röntgen- sowie ionisierende Strahlung.

Alle Ursachen wirken auf das **Histion** (Gefäßbindegewebe) und lösen dort die Reizbeantwortung aus. Das Histion setzt sich zusammen aus einem
- vaskulären Anteil (terminale Strombahn) und
- mesenchymalen Anteil (Lymphozyten, Fibrozyten, Fibroblasten, Histiozyten). Parenchymstrukturen in der Umgebung des Entzündungsherdes können sekundär mitbetroffen sein.

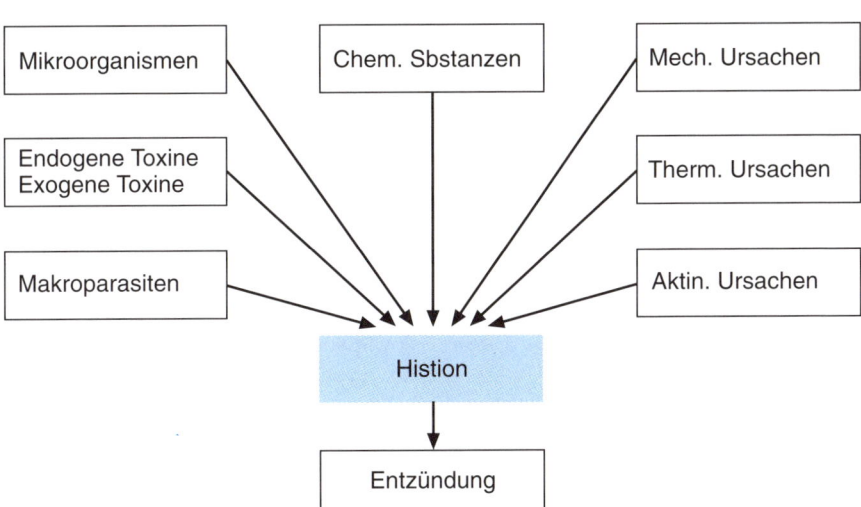

Entzündungserregende Ursachen

**Abb. 49:  Ursachen der Entzündung**

Aufbau eines Histions

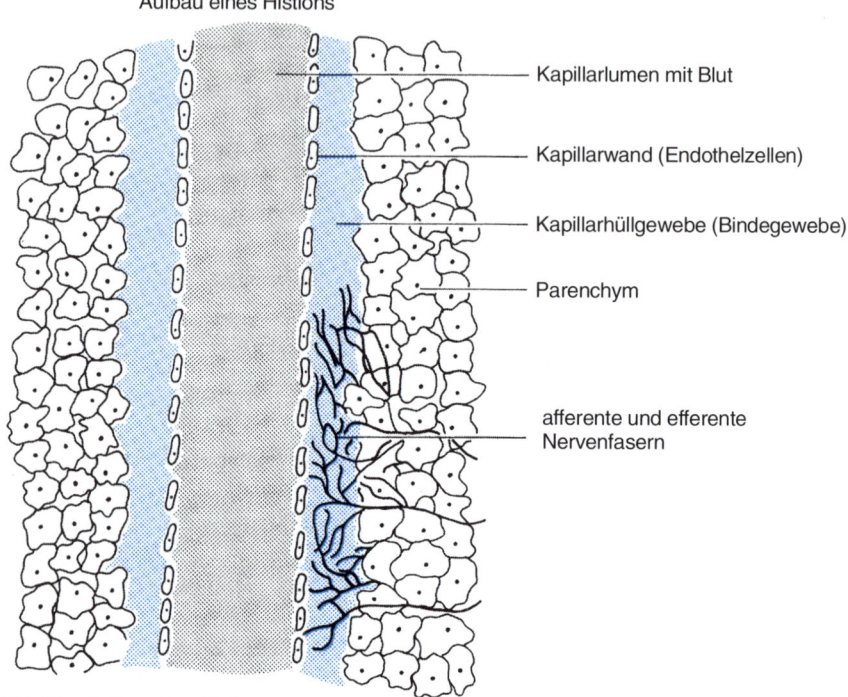

- Kapillarlumen mit Blut

- Kapillarwand (Endothelzellen)

- Kapillarhüllgewebe (Bindegewebe)

- Parenchym

afferente und efferente
Nervenfasern

**Abb. 50:  Aufbau eines Histions**

Durch die Wirkung entzündungserregender Reize entstehen bestimmte Substanzen, sog. **Mediatoren**, die für die Ausbildung der Entzündung verantwortlich gemacht werden:

- Proteasen, z. B. Plasmin, Kallikrein,
- Polypeptide, z. B. Leukotoxin, Kinine,
- Amine, z. B. Histamin, Serotonin.

Die Substanzen und wahrscheinlich der entzündungserregende Reiz selbst haben folgende Wirkungen:

- Veränderungen der Mikrozirkulation im Sinne einer terminalen Hyperämie,
- Veränderungen der Permeabilität, einschließlich der Durchlässigkeit der Kapillaren,

- Veränderungen des Gefäßbindegewebes, wodurch es zur Vermehrung der im Entzündungsbereich liegenden Zellen kommt.

### 6.2.2 Ablauf der Entzündung

Eine Entzündung läuft in Phasen ab, wobei fließende Übergänge zu beobachten sind. Grad und Dauer der einzelnen Phasen hängen von der Art und der Intensität des entzündungserregenden Reizes sowie von der Reaktion des Organismus ab.

### Alterative Phase

Die Störung der biochemischen Vorgänge in Zellen und Geweben führt zur **Anhäufung von Stoffwechselzwischen- und -endprodukten**. Diese wirken einer-

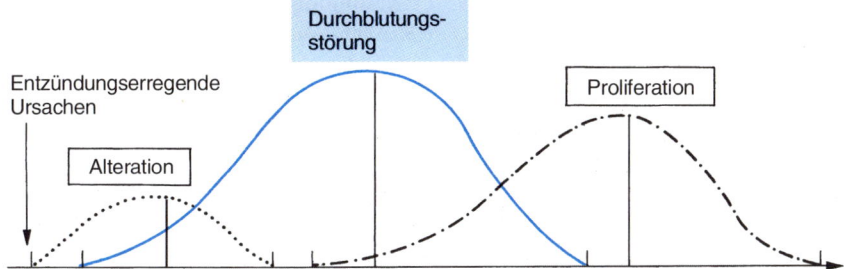

**Abb. 51:** Die einzelnen Entzündungsphasen

seits fermentativ und andererseits als Antigene. Es kommt zur Störung der Permeabilität und zur Aktivierung des Abwehrsystems des menschlichen Organismus. Außerdem tritt eine verminderte Sauerstoffversorgung der Zellen auf. In dieser Phase werden die Grundlagen für die nachfolgenden Veränderungen gelegt.

**Phase der Durchblutungsstörung**
Hierbei handelt es sich um eine **terminale Hyperämie**. Infolge der dabei entstehenden **Hypoxie** kommt es zu einer Schädigung der Kapillarwandzellen. Die Folge davon ist eine erhöhte Durchlässigkeit der Kapillarwand, die zur **Exsudation** führt. Im Exsudat befinden sich häufig Blutzellen.

 *Unter **Exsudation** versteht man den bevorzugten Austritt von ungeformten Blutbestandteilen (Plasma, Fibrin, deshalb Dichte über 1015) aus der Blutbahn.*

 ***Infiltration** bezeichnet die meist örtlich begrenzte Einlagerung von Blutzellen (Granulo-*

*zyten, Lymphozyten, Makrophagen, Erythrozyten) zwischen Parenchymzellen oder in das bindegewebige Interstitium.*

**Phase der Proliferation**
In dieser Phase kommt es zu einer weiteren **Zellvermehrung** sowie zur **Neubildung von Blutkapillaren**. Durch diesen Vorgang werden bei der Entzündung entstandene Defekte durch unspezifisches Bindegewebe bzw. bei geringem Umfang auch durch Parenchym ersetzt. Das neu entstandene Gewebe stellt seinem Charakter nach ein **Granulationsgewebe** dar. Diesen vom Organismus kontrollierten Vorgang bezeichnet man als **Proliferation**.

**6.2.3 Einteilung der Entzündung**
Die Einteilung der zahlreichen Entzündungsformen kann entsprechend der Zielfunktion nach verschiedenen Gesichtspunkten erfolgen.

**Einteilung nach dem klinischen Verlaufsbild**
• Akute Entzündung
• Chronische Entzündung

**Einteilung nach dem
morphologischen Bild**

- Unspezifische Entzündungen: Aus dem unterschiedlichen morphologischen Erscheinungsbild ist kein Rückschluß auf die Ursache möglich.
- Spezifische Entzündungen (werden auch als besonders charakterisierte Entzündungen bzw. als infektiöse Granulome bezeichnet): Verschiedene entzündungserregende Ursachen rufen immer das gleiche morphologische Bild des Granuloms hervor. Zu den häufigsten Ursachen zählen:
- Erreger der Tuberkulose,
- Erreger der Syphilis,
- Erreger des Typhus,
- Erreger des Fleckfiebers.

**Einteilung nach dem vorhandenen
morphologischen Reaktionsprodukt**

- Alterative Entzündungen
- Exsudative Entzündungen
- Proliferative Entzündungen

Bei allen drei Formen handelt es sich um typische Entzündungen, bei denen die entsprechende Phase besonders in den Vordergrund tritt. Der Häufigkeit nach haben die exsudativen Formen der Entzündung die größte Bedeutung.

**6.2.4 Besonders charakterisierte
Entzündungen**

Diese Entzündungen sind durch qualitative Besonderheiten der Gewebsreaktion im Entzündungsgebiet gekennzeichnet und dadurch charakterisiert.

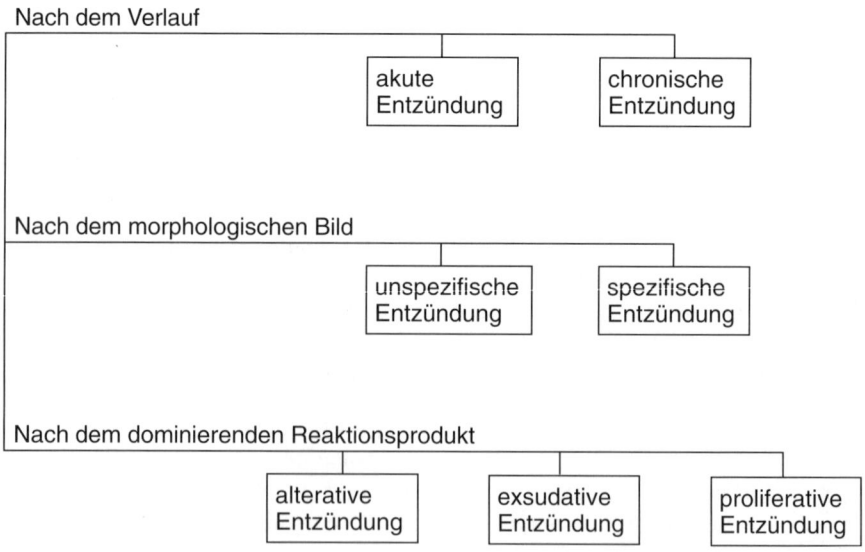

**Abb. 52:  Einteilung der Entzündungen**

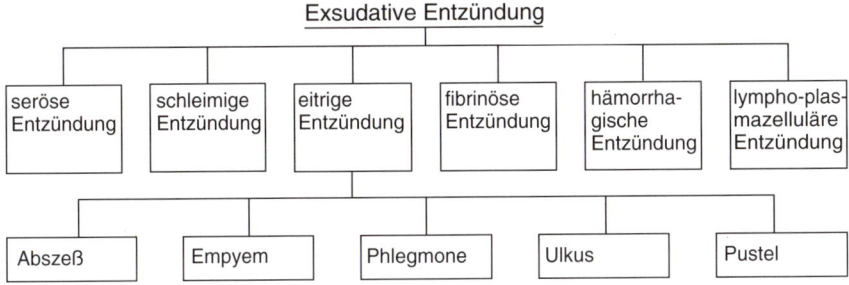

**Abb. 53:** Einteilung der exsudativen Entzündungsformen

Sie werden eingeteilt in
- granulomatöse Entzündungen,
- allergische Entzündungen.

Unter einem **Granulom** versteht man ein besonders aufgebautes Granulationsgewebe:
- Im Zentrum befindet sich eine mehr oder weniger große **Nekrose**.
- Um dieses Zentrum ordnen sich bei normaler Abwehr **proliferierte Zellen** des RHS. Es handelt sich um unterschiedliche Zelltypen (z. B. Epitheloidzelle, verschiedenartige Riesenzellen), die aus Retikulumzellen entstehen.
- In der Peripherie des Granuloms sammeln sich vorwiegend **Lymphozyten** an.

### 6.2.5 Ausgang einer Entzündung
- Restitutio ad integrum
- Narbenbildung
- Chronische Entzündung

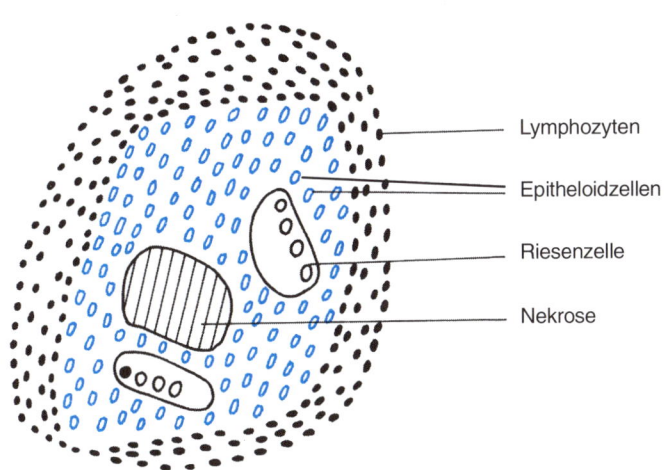

Lymphozyten

Epitheloidzellen

Riesenzelle

Nekrose

**Abb. 54:** Aufbau eines Granuloms

### 6.3 Pathogene Immunphänomene

#### 6.3.1 Ablauf der immunologischen Reaktion

 *Stoffe, die eine immunologische Reaktion auslösen, werden als **Antigene** bezeichnet.*

- Antigene sind Eiweißstoffe, die vom Organismus als „nicht selbst" erkannt werden.
- Antigene können exogener oder endogener Herkunft sein; auch Arzneimittel und Desinfektionsmittel könnten unter bestimmten Bedingungen als Antigene wirksam werden.
- Antigene bewirken eine spezifische Immunantwortung. Diese wird durch die Determinanten hervorgerufen; das sind spezifische Gruppen im Antigenmolekül, die für die Reaktion mit dem Antikörper verantwortlich sind.
- Antigene sind Makromoleküle mit sehr unterschiedlichem Molekulargewicht.
- Ihre chemische Struktur beeinflußt wesentlich die antigenen Eigenschaften.

Durch teilweisen Abbau des eingedrungenen Antigens in den Makrophagen (Phagozytose) wird der antigene Charakter erkannt. Bei **humoraler Immunität** erfolgt eine Informationsübertragung über die Spezifität der Determinanten auf die **B-Lymphozyten**, die ihrerseits nach Umwandlung in Plasmazellen den spezifischen Antikörper bilden und mit dem Antigen reagieren. Da dabei nicht alle immunkompetenten Zellen zu Plasmazellen transformiert werden, sind bei einem Antigen-Zweitkontakt Zellen vorhanden (Gedächtniszellen), die eine Antikörperbildung sofort veranlassen können.

Bei **zellulärer Immunität** kommt es nach teilweisem Abbau der Makrophagen (Phagozytose, die nicht sicher bewiesen ist) zu einer Reaktion der Antigene mit den **T-Lymphozyten** und zur Ausbildung einer Immunreaktion. Auch hier werden für einen Antigen-Zweitkontakt Gedächtniszellen bereitgestellt. Das zu erwartende Ergebnis jeder Immunantwort ist eine protektive immunologische Reaktion, die einer Immunität entspricht.

 ***Antikörper**, auch Immunglobuline genannt, sind Eiweißkörper, die unter dem Einfluß der Antigene entstehen und mit ihnen spezifisch reagieren.*

Antikörper bestehen aus einem **konstanten** (C-Region) und einem **variablen** Teil (V-Region). Chemisch sind beide Glykoproteine mit einem Kohlenhydratanteil von 5 – 15 %. Sie bauen sich aus mehreren, durch Disulfidbrücken untereinander verbundenen, Polypeptidketten auf. Antikörper kommen als **schwere** (heavy chains) und **leichte Ketten** (light chains) vor. Der variable Anteil ist der Ort der Antigenbindungsstelle. Die C-Region ist für die Vermittlung biologischer Funktionen verantwortlich. Man unterscheidet folgende Immunglobulinklassen:

- IgG,
- IgA,
- IgM,
- IgD,
- IgE.

Die Einteilung erfolgt nach der immunelektrophoretischen Anordnung der Präzipitationslinien.

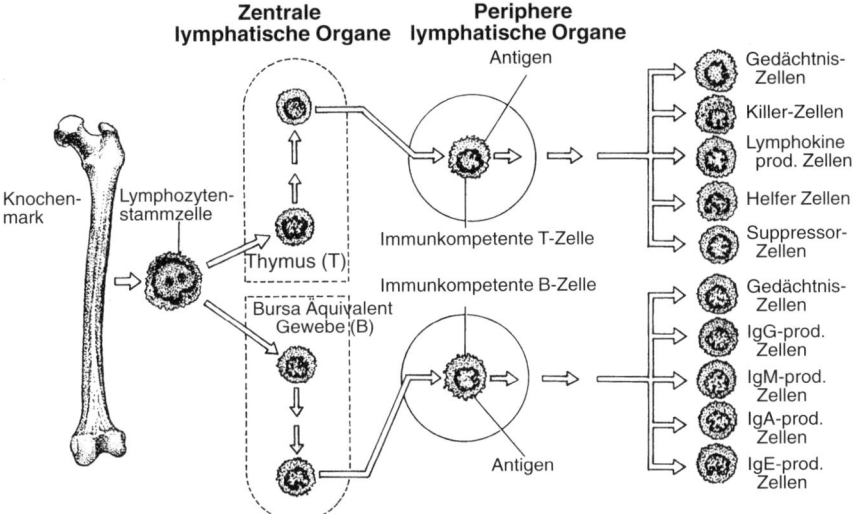

**Abb. 55:** Entwicklung der T- und B-Lymphozyten. Aus: McCance, K. L., Huether, S. E.: Pathophysiology. Mosby-Year-Book, Inc. 1994, S. 210

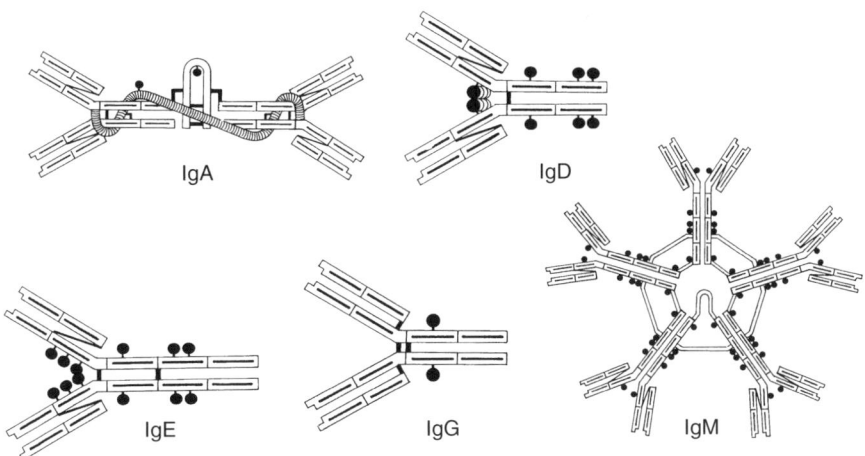

**Abb. 56:** Struktur der Immunglobuline. Aus: McCance, K. L., Huether, S. E.: Pathophysiology. Mosby-Year-Book, Inc. 1994, S. 217

Die **Antigen-Antikörper-Reaktion** erfolgt auf verschiedene Arten:

- Agglutination, Präzipitation: Zusammenballung, Verklebung, Verklumpung, gelöste Antigene werden

durch homologe Antikörper (Präzipitine) als Komplex ausgefällt.

- Lysis: Auflösung von Bakterien, meist durch spezifische Antikörper (Lysine).

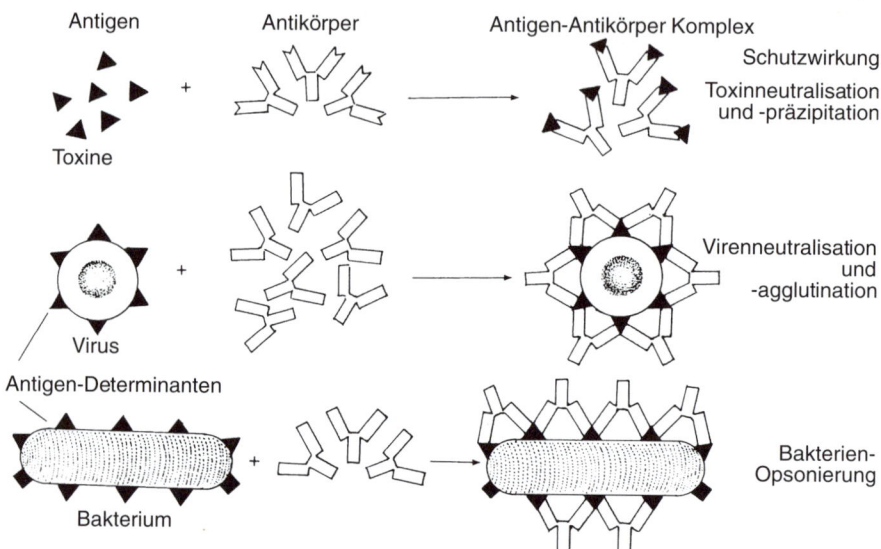

**Abb. 57:** Protektive Wirkung der Antikörper gegen bakterielle Exotoxine, Viren und die bakterielle Opsonisierung. Aus: McCance, K. L., Huether, S. E.: Pathophysiology. Mosby-Year-Book, Inc. 1994

- Neutralisation: Unwirksammachen eingedrungener Gifte mit Hilfe von im Körper immunologisch gebildeten Gegengiften.

### 6.3.2 Übersicht der pathologischen immunologischen Vorgänge

Tritt statt der erwarteten Immunität eine für den Organismus ungünstige Wirkung auf oder entstehen dabei sogar krankhafte Zustände, spricht man von einer pathologischen immunologischen Reaktion oder **Allergie**. Derartige pathogene Immunphänomene können ebenso als Ergebnis einer Antigen-Antikörper-Reaktion, aber auch als Ergebnis einer Antigen-Immunzellen-Reaktion entstehen.

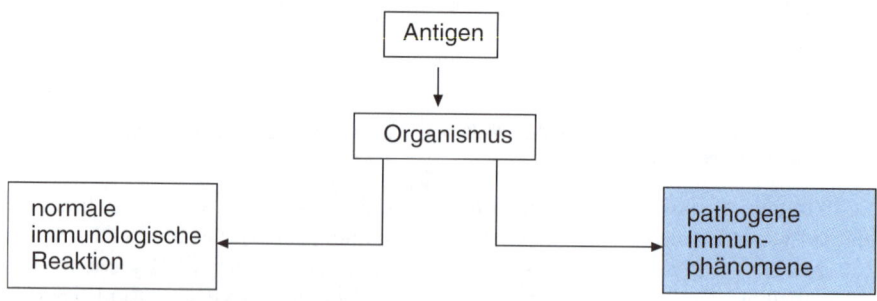

**Abb. 58:** Ablauf einer Antigeneinwirkung

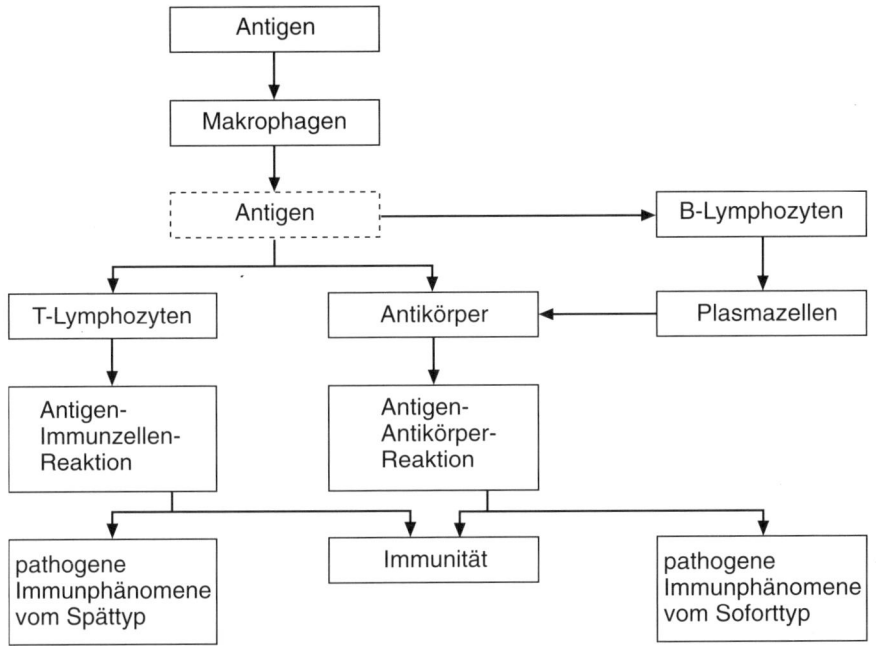

**Abb. 59:** Möglichkeiten der Antigenabwehr

Da der Zustand einer bestehenden Allergie im Organismus nicht erkennbar ist, kann sie nur durch die besondere Art und Weise der Reaktion auf einen Antigenreiz erkannt und definiert werden. Man unterscheidet

- pathogene Immunphänomene vom Soforttyp und
- pathogene Immunphänomene vom Spättyp.

**Pathogene Immunphänomene vom Soforttyp**

Diese Reaktionen sind durch das Vorhandensein spezifischer Antikörper bedingt. Die pathogenen Phänomene werden erst durch einen Zweitkontakt mit dem Antigen verursacht.

Für das Zustandekommen von pathogenen Immunphänomenen vom Soforttyp müssen folgende Bedingungen erfüllt sein:

- Das Antigen muß die Bildung spezifischer Antikörper hervorrufen, die zur Sensibilisierung (Empfindlichmachung) des Organismus führen.
- Zur Bildung einer ausreichenden Menge derartiger Antikörper ist eine bestimmte Zeit notwendig, die als Latenzzeit bezeichnet wird.
- Die pathogene Reaktion kann nur ausgelöst werden, wenn bei Vorhandensein einer ausreichenden Menge spezifischer Antikörper ein Antigen wirkt, das in seiner Spezifität voll dem ersten Antigen entspricht.

Bei der Entstehung pathogener Immunphänomene können drei Phasen unterschieden werden:

**1. Spezifische Phase:** Sie wird durch die Bildung des spezifischen Antikörpers eingeleitet. Nach erneuter Zufuhr des gleichen Antigens kommt es zur Reaktion mit den Antikörpern, womit die Überempfindlichkeit eingeleitet wird.

**2. Unspezifische Phase:** Durch die Antigen-Antikörper-Reaktion entstehen biochemisch wirksame Substanzen, die zu bestimmten Symptomen führen. Es handelt sich um Überträgerstoffe oder Mediatoren, wie Histamin, Serotonin und proteolytische Enzyme.

**3. Phase der Auswirkungen:** Die in den ersten beiden Phasen auftretenden Veränderungen werden im Gewebe nachweisbar und führen zur Krankheit.

Man unterscheidet folgende Reaktionstypen:

**Typ I: Anaphylaktische Reaktionen:** Aufgrund ihrer immunologischen Besonderheiten in den ersten beiden Phasen treten die anaphylaktischen Reaktionen sehr schnell auf und sind durch exsudative Vorgänge an der terminalen Strombahn, Kontraktionen der glatten Muskulatur und gesteigerte Sekretbildung der exokrinen Drüsen gekennzeichnet. Die anaphylaktische Reaktion kann generalisiert oder lokal verlaufen.

**Typ II: Zytotoxische Reaktionen:** Durch die Antigen-Antikörper-Reaktion und durch die Mitwirkung von Mediatoren kommt es zu Zellschädigungen und Zelluntergängen. Bei den Antigenen handelt es sich um Zellen verschiedener Herkunft. Das durch sie hervorgerufene morphologische Bild ist unterschiedlich.

**Typ III: Antigen-Antikörper-Komplex-Reaktion** (Immunkomplexreaktion): Voraussetzung ist das Vorhandensein von im Blut zirkulierenden Antigen-Antikörper-Komplexen, die an bestimmten Stellen, z. B. in der Niere (Basalmembran des Glomerulus), abgelagert werden können und die Fähigkeit zur Präzipitation besitzen.

**Pathogene Immunphänomene vom Spättyp**

Die spezifische Überempfindlichkeit entsteht durch die aktive Einwirkung von Antigen und führt zur Bildung **spezifischer Immunzellen**. Sie tritt erst nach einer bestimmten Zeit auf, wenn genügend spezifische Immunzellen am Reaktionsort vorhanden sind, wobei ein Zweitkontakt mit dem Antigen nicht unbedingt erforderlich ist. Die Symptome der Reaktion sind einheitlicher. Es kommt durch Zellinfiltration zur spezifischen Entzündung. Die Reaktionen des Spättyps laufen in 2 Phasen ab:

- **Spezifische Phase:** In dieser Phase entstehen die spezifischen Immunzellen.

- **Unspezifische Phase:** Es kommt zu morphologisch und/oder funktionell erfaßbaren Veränderungen aufgrund der Antigen-Immunzellen-Reaktion.

Im Ergebnis einer gestörten Immunabwehr können folgende Erkrankungsbilder auftreten:

- **Autoimmunerkrankungen** (z. B. systemische Sklerodermie): Es handelt sich um eine Erkrankung unbekannter Ätiologie, wobei immunkomplexinduzierte Zell- und/oder Gewebeschäden in verschiedenen Organen auftreten können und damit den Verlauf der Erkrankung prägen.

- **Immunmangelsyndrome:** Sie können als primäre oder sekundäre Form auftreten. Das bekannteste Immunmangelsyndrom ist AIDS (acquired immune deficiency syndrome). AIDS wird durch Retroviren ausgelöst, wo-

| Passive Immunisierung | Aktive Immunisierung |
|---|---|
| Zuführung von Antikörpern | Zuführung abgeschwächter Antigene |
| ↓ | ↓ |
| Organismus | Organismus |
| ↓ | ↓ |
| sofortige, aber kurzzeitige Immunität | Antikörperbildung |
| | ↓ |
| | allmähliche, aber langfristige Immunität |

**Abb. 60: Formen der Immunisierung**

bei diese die T-Helferzellen zerstören und damit die immunologische Balance derart beeinflussen, daß eine verminderte Resistenz opportunistischer Keime entsteht, die letztlich häufig zum Tode führen.

### 6.3.3 Bedeutung der Antigen-Antikörper-Reaktion

Die immunologischen Reaktionen können unterschiedlich verlaufen:

- **Normergie**: normaler, protektiver Ablauf der Reaktion mit Erreichen der Immunität
- **Allergie** (Hyperergie): pathogene Reaktion auf der Grundlage einer Überempfindlichkeit
- **Anergie**: Fehlen einer immunologischen Reaktion

Die Kenntnisse über die Antigen-Antikörper-Reaktion haben es möglich gemacht, derartige Reaktionen außerhalb des Körpers nach Gewinnung der notwendigen Substanzen im Laboratorium durchzuführen und für die Diagnosestellung zu nutzen.

**Beispiele:**

- Prüfung der Agglutination Bestimmung von Blutgruppen
- Prüfung der Lysis Bestimmung des Antistreptolysintiters
- Prüfung der Präzipitation Anwendung bei der Meinicke-Reaktion

Immunologische Reaktionen bilden u. a. die Grundlage für Schutzimpfungen. Man unterscheidet **aktive** und **passive Immunisierung**.

 **Lernkontrolle und Übungen**

1. An welcher Stelle greift der entzündungserregende Reiz an?

2. Welche Kreislaufstörungen kommen bei einer Entzündung vor?

3. Erklären Sie den Unterschied zwischen Abszeß und Empyem.

4. Schildern Sie den Aufbau eines Tuberkels.

5. Was versteht man unter einer Exsudation?

6. Nennen Sie wesentliche Ursachen einer Entzündung.

7. Was verstehen Sie unter Alteration?

8. Was sind Mediatoren und welche Wirkung haben sie?

9. Warum kommt es nach einem Wespenstich zur Rötung, Schwellung und zum Schmerz?

10. Welche Abwehrsysteme stehen dem Organismus gegen schädigende Einflüsse aus der Umwelt zur Verfügung?

11. Aus welchen Zellen entstehen alle Immunzellen?

12. Welche Rolle spielen die Makrophagen bei der immunologischen Reaktion?

13. Was ist ein Antigen?

14. Worin besteht der Unterschied zwischen passiver und aktiver Immunisierung?

15. Wie kann der Organismus auf Antigenzufuhr reagieren?

16. Was verstehen Sie unter Immunität?

17. Nennen Sie eine Erkrankung, die unter den pathogenen Immunphänomen des Spättyps eingeordnet werden kann.

# 7 ÖDEME

 *Unter einem Ödem versteht man eine vermehrte Flüssigkeitsansammlung im extrakapillären Raum.*

Entscheidend ist, daß die Flüssigkeit sich außerhalb des Blutgefäßsystems ansammelt. Dies kann infolge einer **Exsudation** und/oder **Transudation** verursacht werden.

Den extrakapillären Raum unterteilt man in einen extrazellulären und einen intrazellulären Bereich. Das Ödem kann demnach sowohl intra- als auch extrazellulär lokalisiert sein.

## 7.1 Einteilung der Ödeme

### Hämodynamisches, Stauungs- oder kardiales Ödem

Durch eine Herzinsuffizienz steigt der Blutdruck im venösen Teil der terminalen Strombahn über den kolloidosmotischen Druck an. Der dadurch verminderte Rückstrom der Flüssigkeit in das Blutgefäß führt zu einer sich vergrößernden Flüssigkeitsansammlung im Gewebe (Transudat – eiweißarme Flüssigkeit, deshalb spezifisches Gewicht kleiner als 1015).

Ursächlich spielt hier auch die Hypoxydose der Kapillarwandzelle eine große Rolle, da diese eine erhöhte Permeabilität zur Folge hat.

### Onkotisches Ödem (hypoproteinämisches, Hunger- oder Mangelödem)

Verminderung der Bluteiweiße (besonders der Albumine) führt zu einer Senkung des kolloidosmotischen Druckes, wobei der Blutdruck im Normbereich verbleibt. Dadurch erfolgt ein ungenügender Rücktransport der im Gewebe vorhandenen Flüssigkeit. Diese Form des Ödems tritt auf bei

- Hunger,
- erhöhter Albuminausscheidung infolge Nierenerkrankungen (renales Ödem),
- verminderter Albuminproduktion infolge eines Leberschadens.

Bei der intrahepatisch bedingten portalen Hypertonie entsteht auf diese Weise der Aszites.

### Entzündliches Ödem

Aufgrund der toxischen Wirkung der entzündungserregenden Reize und/oder des Einflusses der bei der Entzündung entstehenden Substanzen (z. B. Histamin) auf die Kapillaren kommt es zu einer erhöhten Permeabilität und damit zu einem vermehrten Flüssigkeitsaustritt.

### Chemisch-toxisches Ödem

Verschiedene Gifte und chemische Substanzen wirken ebenfalls auf die Gefäßwand und rufen eine Erhöhung der Permeabilität hervor. Solche Substanzen sind z. B.

- harnpflichtige Stoffe (Harnstoff bei der Urämie),
- chemische Gifte.

**Allergisches oder angioneurotisches Ödem**

Aufgrund einer veränderten Reaktionslage wird das Zusammenwirken der Gefäßnerven und der terminalen Strombahn gestört und dadurch ein erhöhter Flüssigkeitsaustritt verursacht.

Verhärtung des Gewebes bzw. des Organs kommen (z. B. chronische Lungenstauung).

## 7.2 Ursachen der Ödeme

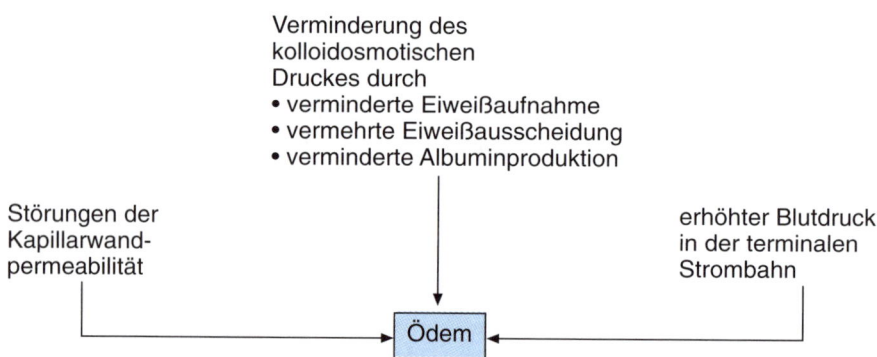

Verminderung des kolloidosmotischen Druckes durch
• verminderte Eiweißaufnahme
• vermehrte Eiweißausscheidung
• verminderte Albuminproduktion

Störungen der Kapillarwandpermeabilität

erhöhter Blutdruck in der terminalen Strombahn

Ödem

**Abb. 61: Entstehung eines Ödems**

## 7.3 Folgen der Ödeme

Die Folgen sind abhängig von der
• Lokalisation und
• Zeitdauer.

**Beispiele:**
• Hirnödem → Tod durch Druck auf lebenswichtige Zentren (z. B. Atemzentrum)
• Ödem der aryepiglottischen Falten → Erstickung

Besteht ein Ödem längere Zeit, kann es durch bindegewebige Organisation zur

 **Lernkontrolle und Übungen**

1. Was verstehen Sie unter einem Transsudat?

2. Wie können Ödeme im Bereich der Unterschenkel entstehen?

3. Beschreiben Sie ein onkotisches Ödem.

# ALTERN – KRANKHEIT – TOD

71 – 75 Jahre. Es ist zu erwarten, daß sie sich in den nächsten Jahren weiter erhöhen wird. Derzeit sind etwa 20 % der Bevölkerung in Deutschland im Rentenalter. Auch diese Zahl wird in den kommenden Jahren weiter steigen.

Diese Tatsachen zwingen zu einer stärkeren Beschäftigung mit den biologischen Vorgängen und sozialen Problemen im höheren Lebensalter. Folgende Disziplinen sind dabei einzubeziehen:

- Gerontologie (Alternsforschung),
- Geriatrie (Lehre von den Krankheiten im Alter),
- Gerohygiene (Hygiene des höheren Lebensalters).

## 8.1 Einleitung

Durch die bewußte Nutzung der Kenntnisse der medizinischen Wissenschaft ist die Lebenserwartung in den letzten Jahrzehnten gestiegen. Die Ursachen dafür sind

- ständige Verbesserung der Arbeits- und Lebensbedingungen,
- verbesserte medizinische Betreuung.

Gegenwärtig beträgt die mittlere Lebenserwartung eines Neugeborenen

## 8.2 Wesen des Alterns

Altern ist obligater Bestandteil des Lebens mehrzelliger Organismen. Strukturelle und funktionelle Veränderungen führen zu einer quantitativ und qualitativ

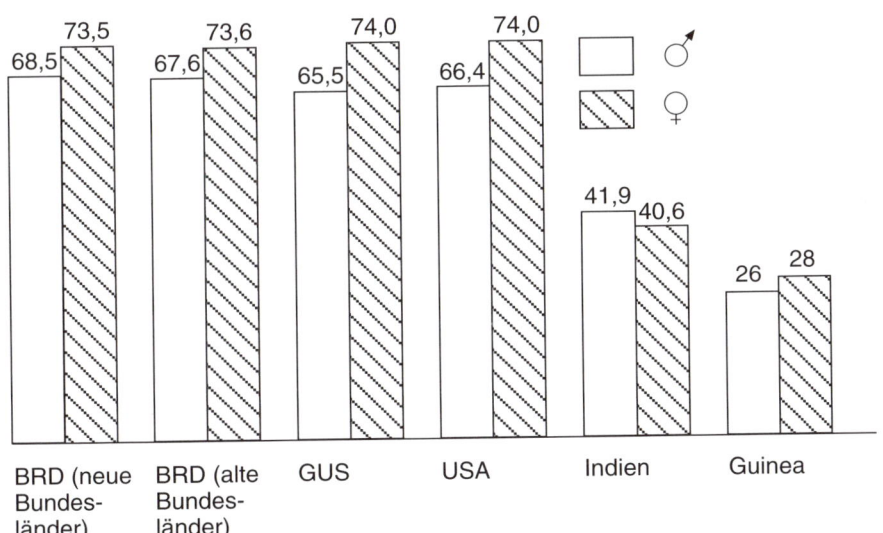

**Abb. 62:  Mittlere Lebenserwartung in verschiedenen Ländern**

anderen Beziehung zwischen Organismus und Umwelt. Das bedeutet, daß dadurch eine veränderte biologische Norm auftritt, weil Altern ein biologischer Grundvorgang eines gesunden Organismus ist.

*Der Begriff „Altern" wird zur Zeit nicht einheitlich gebraucht. Von wesentlicher Bedeutung ist folgende Feststellung: Altern ist ein sich ständig vollziehender Prozeß, während Alter durch einen jeweils definierten Zustand gekennzeichnet ist. Altern ist aber auch die wahrnehmbare Verminderung der physischen und psychischen Leistungsfähigkeit, die sich in Gestalt, Aussehen und Verhalten äußert.*

Darüber hinaus versteht man unter Altern

- das kalendarische Alter, d. h. die von einem Menschen durchlaufenen verschiedenen Lebensphasen wie Geburt, Wachstum und Entwicklung, Pubertät, mittleres, höheres und hohes Erwachsenenalter,

- die biologischen Veränderungen, die bereits mit der Konzeption beginnen und dem Tod enden,

- im allgemeinen Sprachgebrauch Veränderungen, die nach Erreichen des Leistungsmaximums beginnen und mit einer fortschreitenden Leistungseinschränkung einhergehen.

Die **Vorgänge des Alterns** werden im wesentlichen bestimmt durch

- das Ausmaß und die Intensität der Alternsvorgänge selbst, die sowohl von inneren, im Organismus angesiedelten Bedingungen als auch von äußeren Ursachen, wie Ernährung, chronische, physische und psychische Überlastung u. a. m., beeinflußt werden,

- durch die mit dem Lebensalter zunehmende Wahrscheinlichkeit zu erkranken, wobei besonders chroni-

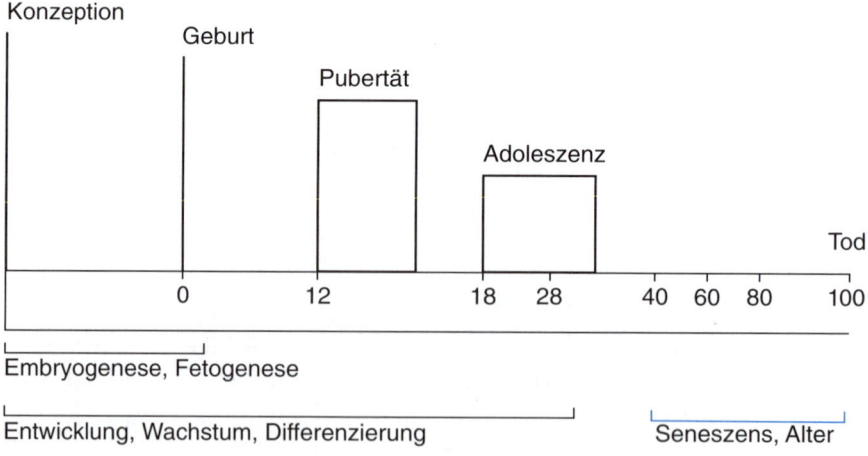

**Abb. 63: Darstellung der Lebensphasen und des Alterns**

sche Erkrankungen im Vordergrund stehen.

 *Altern ist ein biologisches Grundphänomen und nicht Ausdruck und Ergebnis krankhafter Prozesse.*

Zur Zeit sind die Kenntnisse über die Prozesse des Alterns noch unvollständig und nicht in jedem Fall gesichert. Aus praktischen Gründen (spezielle medizinische Versorgung der Menschen im höheren Lebensalter) wird folgende Arbeitsdefinition gegeben:

 *Unter „Altern" versteht man die Summe der Veränderungen von Struktur und Funktion, die nach Abschluß von Wachstum und Differenzierung beginnen und mit dem Tod enden.*

## 8.3 Morphologische und funktionelle Veränderungen im höheren Lebensalter

### 8.3.1 Veränderungen der Zellen, Gewebe und Organe

Gegenwärtig ist noch nicht eindeutig geklärt, ob mit dem Altern eine „neue" Qualität der Struktur und Funktion auftritt oder ob es sich im wesentlichen um quantitative Veränderungen handelt. Deshalb werden nachfolgend im höheren Lebensalter auftretende morphologische Veränderungen genannt, ohne die Frage ihrer Spezifik beantworten zu können.

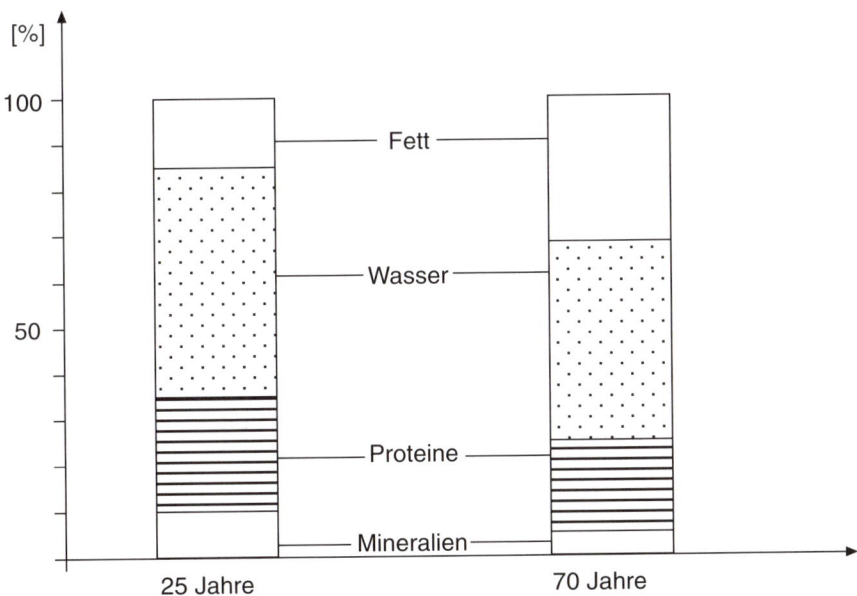

**Abb. 64:** **Veränderung der Zusammensetzung der Körpersubstanz im Alter**

**Veränderungen auf zellulärer Ebene**
**Änderung der Zellen:**

- Verminderung ihrer Anzahl, insbesondere bei intermitotischen Zellen
- Atrophie der Zellen infolge Inaktivität, insbesondere der Zellen des Endokriniums

**Änderung der Zytoarchitektur:**

- Reduktion der Anzahl verschiedener Zellorganellen, wie
- Endoplasmatisches Retikulum
- Ribosomen
- Umwandlung zellulärer Organellen, wie
- Vesikuläre Umwandlung des endoplasmatischen Retikulums
- Degeneration von Mitochondrien

**Änderung der Zusammensetzung** des Organismus durch Bildung und Speicherung von für das Alter möglicherweise typischen Stoffen, wie

- Lipofuszin
- Amyloid

**Veränderungen an den Geweben**

- Relative, aber auch absolute Zunahme kollagener Fasern
- Änderung der Zusammensetzung des Knorpelgewebes
- Verlust elastischer Fasern
- Zunehmend auftretende Osteoporose
- Zunehmender Flüssigkeitsverlust

Durch die hier auftretenden Veränderungen wird die Elastizität und Beweglichkeit des gesamten Organismus vermindert (alterstypisches Bewegungsverhalten).

**Veränderungen an Organen**
**Gehirn:**

Das Hirngewicht bleibt beim Gesunden bis in die 7. Lebensdekade konstant, um sich dann um 10–20 % zu vermindern. Die Anzahl der Ganglienzellen bleibt bis zu diesem Zeitpunkt konstant, vorausgesetzt, daß keine wesentliche Arteriosklerose vorliegt.

- Altersveränderungen des Gehirns bedingen das altersspezifische psychologische Reaktionsmuster.

**Herz:**

Nach Abschluß der Entwicklung nimmt die Herzmasse, wenn auch geringfügig, aber stetig zu (etwa 5 g/Jahr). Diese Massezunahme ist durch Hypertrophie der Herzmuskelzellen bedingt, wobei sich auch die Zusammensetzung ändern kann. Hinzu kommt eine Zunahme der kollagenen Fasern im Interstitium.

**Gefäße:**

- Verdickung der Intima und Elastizitätsverlust; dadurch wird die Entstehung sowie das Fortschreiten der Arteriosklerose begünstigt.
- Verminderung der Permeabilität der Kapillaren

**Lunge:**

Die mit dem Lebensalter auftretenden Veränderungen kann man am besten mit dem Begriff „Altersemphysem" charakterisieren. Sie führen zu einer Verminderung der Vitalkapazität und einer dadurch bedingten Verminderung des respiratorischen Reservevolumens.

**Sinnesorgane:**

- Alterssichtigkeit (Presbyopie) beim Betrachten nahegelegener Gegenstände

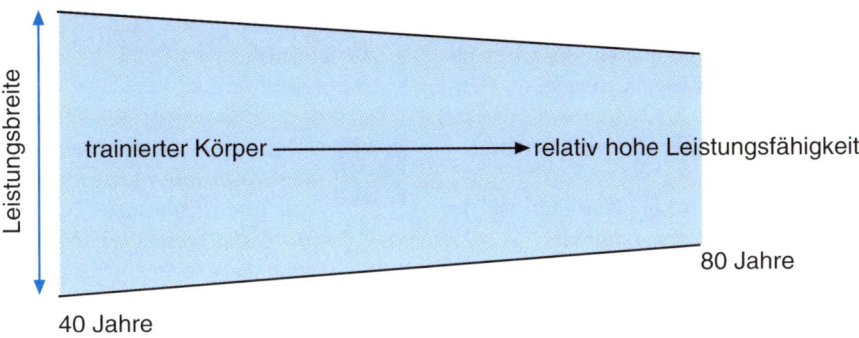

**Abb. 65:** Entwicklung der Leistungsfähigkeit des trainierten Körpers

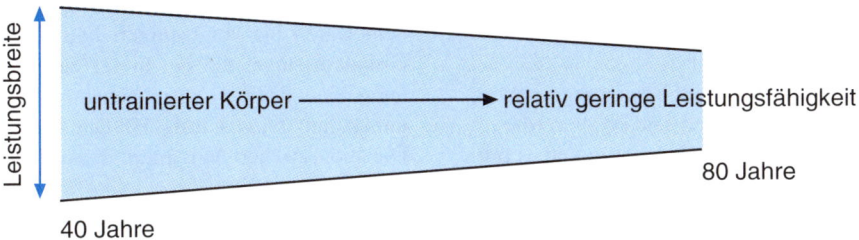

**Abb. 66:** Entwicklung der Leistungsfähigkeit des untrainierten Körpers

- Gehäuft auftretende Netzhautablösungen und Glaukome, Verminderung der Tränensekretion infolge seniler Atrophie der Tränendrüsen
- Seniler Enophthalmus
- Schwerhörigkeit

### 8.3.2 Altern des Gesamtorganismus

Das Altern des Gesamtorganismus ist das Ergebnis des Alterns seiner Bestandteile. Da Veränderungen alternder Zellen, Gewebe und Organe unterschiedlich stark ausgeprägt sein können und nicht zu gleicher Zeit verlaufen, ergeben sich folgende Schlußfolgerungen:

- Die Alternsvorgänge des Gesamtorganismus bestimmen die Lebenserwartung entscheidend.
- Durch die Alternsveränderungen des Gesamtorganismus nimmt die Fähigkeit des Organismus zur Adaptation ab. Diese Reduktion der Adaptationsfähigkeit bezieht sich sowohl auf das Ausmaß als auch auf die Geschwindigkeit.
- Die biologische und soziale Umwelt beeinflußt das Ausmaß und die Geschwindigkeit von Alternsvorgängen.

Zwischen körperlicher Aktivität und Leistungsfähigkeit älterer Menschen besteht ein enger Zusammenhang.

**Zusammenhang zwischen Alter und Leistung**

Auch im höheren Lebensalter ist der Körper trainierbar, z. B. durch

- altersadäquaten Sport,
- altersadäquate geistige Tätigkeit,
- gesellschaftliche und soziale Aufgaben,
- aktive kulturelle Tätigkeit,
- gesunde Lebensweise.

Diese Maßnahmen haben einen positiven Einfluß auf den ganzen Organismus, insbesondere auf

- den Stütz- und Bewegungsapparat,
- das Herz-Kreislauf-System (die Herz-Kreislauf-Leistung eines trainierten 60jährigen Organismus ist so groß wie die eines untrainierten 40jährigen),
- das Atmungssystem
- ZNS und
- Stoffwechselsystem.

**8.4 Altern und Krankheit**

Im höheren Lebensalter treten gehäuft Krankheiten auf. Sie sind u. a. durch einen **chronischen Verlauf** und durch **weniger charakteristische Symptome** gekennzeichnet. Außerdem werden verschiedene chronische Krankheiten gleichzeitig beobachtet. Folgende Krankheiten manifestieren sich besonders im höheren Lebensalter:

- Hypertonie
- Lungenemphysem
- Arteriosklerose
- Pneumonie
- Diabetes mellitus

- Osteoporose
- Geschwülste
- Arthrosen

 *Es gibt keine spezifischen Alterserkrankungen, sondern nur eine Altersdisposition. Das Morbiditätsgeschehen des höheren Lebensalters wird durch die eingeschränkte Adaptationsfähigkeit geprägt.*

**8.5 Ätiologie des Alterns**

„So ist das Altern zwar eines der am meisten verbreiteten Phänomene, trotzdem waren bis vor wenigen Jahren die Grundvorgänge, die bei dieser Erscheinung eine Rolle spielen, nahezu völlig unbekannt" (Aus: Curtis, H.: Das Altern. Die biologischen Vorgänge, 2. Auflage, Fischer, Jena 1978).

Aus den bisher bekannten Grundvorgängen sind folgende Schlußfolgerungen möglich:

- Aufgrund experimenteller Untersuchungen ist bekannt, daß einzellige Lebewesen nahezu unsterblich sind. Wenn sich eine Zelle differenziert, um einen speziellen Teil des Organismus zu bilden und damit normalerweise nicht mehr zum undifferenzierten Ausgangspunkt zurückkehren kann, ist ihre Lebensfähigkeit begrenzt. Da sich der Mensch nach einem genetisch fixierten Programm aus den Keimzellen entwickelt, gehört das Altern zu den Phasen seines Lebens.

- In somatischen Zellen treten sehr viele Mutationen auf, die zu Störungen des Chromosomensatzes führen und damit die Veränderungen verursachen, die das Altern ausmachen.

Krankheitsursache (n)

älterer Organismus

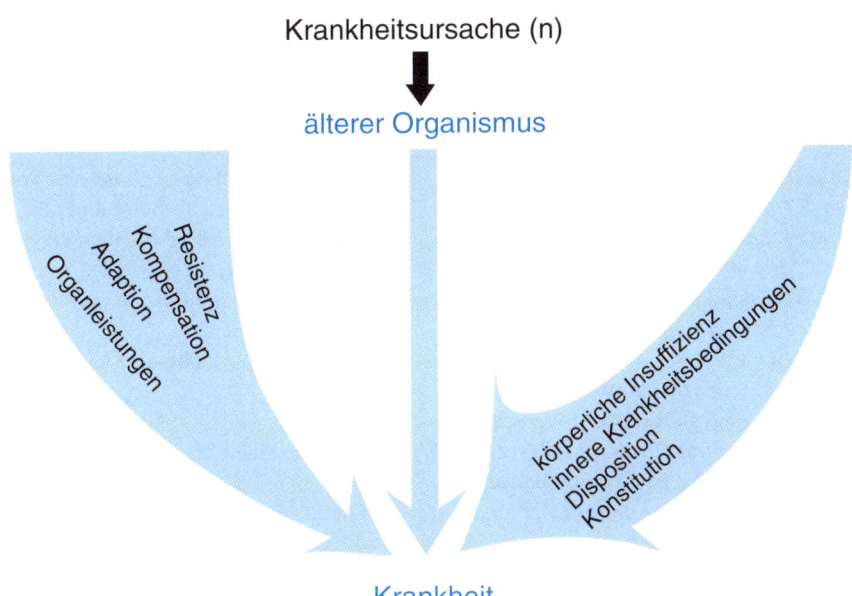

Krankheit

**Abb. 67:** **Möglichkeiten der Krankheitsentstehung im höheren Lebensalter**

- Es kann angenommen werden, daß eine differenzierte Zelle aufgrund ihrer Stoffwechselkapazität über eine gewisse Menge RNA verfügt, die sich allmählich verbraucht; damit führt das Altern zum Tod der Zelle.

Eine allgemein verbindliche Theorie des Alterns gibt es gegenwärtig noch nicht.

**8.6 Tod**

Der Tod ist wie das Altern ein obligates Phänomen mehrzelliger Lebewesen.

 *Der Tod ist die irreversible Beendigung aller Lebensvorgänge im Organismus.*

Obwohl logischerweise der Tod den Abschluß von Alternsvorgängen darstellen

müßte, tritt er gegenwärtig fast ausschließlich als Folge von Krankheiten auf.

Es ist zwischen **klinischem** und **biologischem Tod** zu unterscheiden. Der klinische Tod tritt immer zuerst auf und ist durch einen Atem- und/oder Herzstillstand gekennzeichnet. Im klinischen Tod fehlen wesentliche Lebensäußerungen. Symptome des klinischen Todes sind

- fehlende Atmung,
- fehlende Herztöne,
- Pulslosigkeit,
- weite und starre Pupillen,
- Bewußtlosigkeit und fehlende Motorik.

Der **biologische Tod** ist durch das Absterben der Körperzellen gekennzeichnet. Zellen mit hohem Sauerstoff- und Nährstoffbedarf gehen dabei zuerst zugrunde, die anderen Zellen folgen in zeitlich unterschiedlicher Reihenfolge. Von wesentlicher Bedeutung ist der Tod der Nervenzellen, da dadurch die Steuer- und Regelmechanismen des Körpers zum Erliegen kommen.

Da der Zelltod nach dem klinischen Tod eintritt, ergibt sich daraus die Möglichkeit der Gewebe- oder Organentnahme für Transplantationen. Durch entsprechende Konservierungsverfahren können die entnommenen Gewebe über längere Zeit am Leben erhalten werden.

Bei den **Todesursachen** unterscheidet man **unmittelbare** und **mittelbare**. Unabhängig von der den Tod herbeiführenden Krankheit gibt es nur wenige unmittelbare Todesursachen, wie

- Herzstillstand,
- Atemstillstand,
- zentraler Tod.

## 8.7 Zusammenfassung und Schlußfolgerungen

Obwohl gerade beim Altern viele Faktoren und Erscheinungen bisher nicht geklärt sind, müssen einige **Konsequenzen** für die praktische Medizin gezogen werden:

- Altern ist ein der lebenden Materie innewohnender biologischer Prozeß und nicht mit Krankheit gleichzusetzen.
- Alternsprozesse werden häufig von Krankheiten, insbesondere von chronischen, begleitet und überdeckt.

- Die durch das Altern entstehenden strukturellen und funktionellen Veränderungen verlangen einen altersgerechten geschichtlichen Normbegriff (Altersnorm).
- Der ältere Mensch benötigt eine spezielle medizinische Betreuung, die neben präventiven Aufgaben eine altersgerechte Therapie, Pflege und Nachsorge gewährleisten muß.

 **Lernkontrolle und Übungen**

1. Was verstehen Sie unter Altern?

2. Durch welche Maßnahmen könnte die durchschnittliche Lebenserwartung des Menschen weiter erhöht werden?

3. Welche morphologischen Veränderungen treten beim Altern auf?

4. Erläutern Sie die Begriffe Geriatrie und Gerontologie.

5. Erklären Sie den Zusammenhang zwischen Altern und Krankheit.

6. Warum benötigen Menschen im höheren Lebensalter eine besondere medizinische Betreuung?

7. Definieren Sie den Begriff Tod.

8. Worin unterscheiden sich klinischer und biologischer Tod?

# GLOSSAR

| | |
|---|---|
| **ACTH** | Adrenokortikotropes Hormon |
| **Anämie** | Blutarmut |
| **Antigen** | Substanz, die vom lebenden Organismus als fremd erkannt wird |
| **Antipyretika** | Fiebersenkende Substanzen |
| **Apoptose** | Programmierter Zelltod |
| **Arrosion** | Annagen, Anfressen von Gewebe |
| **Arthrose** | Degenerative Gelenkerkrankung |
| **Aszites** | Ansammlung von Flüssigkeit in der freien Bauchhöhle |
| **Basophil** | Mit basischen Substanzen anfärbbar |
| **Degeneration** | Entartung zellulärer Strukturen |
| **Endogen** | Von innen stammend (innerlich) |
| **Enzyme** | Eiweiße, die als Katalysatoren bei chemischen Reaktionen im Organismus wirken |
| **Erythropoese** | Bildung und Entwicklung der roten Blutkörperchen |
| **Exogen** | Von außen stammend (äußerlich) |
| **Fraktur** | Zusammenhangsverlust von Knochengewebe (Knochenbruch) |
| **Hämosiderose** | Erhöhte Eisenablagerung im Organismus |
| **Hepatitis** | Entzündung der Leber |
| **Hyperchromasie** | Gesteigerte Anfärbbarkeit z. B. von Zellkernen |
| **Hyperglykämie** | Erhöhte Glukosekonzentration im Blut |
| **Hypertonie** | Erhöhter Blutdruck |
| **Hypothermie** | Unterkühlung |
| **Hypothyreose** | Unterfunktion der Schilddrüse |
| **Hypotonie** | Erniedrigter Blutdruck |
| **Intoxikation** | Vergiftung |
| **Intravasal** | Innerhalb eines Gefäßes |
| **Kanzerogen** | Krebserregend |
| **Kontraktion** | Zusammenziehung z. B. eines Muskels |
| **Leukoplakie** | Weiße, nicht abwischbare Schleimhautveränderung |
| **Mammakarzinom** | Brustkrebs |
| **Mitose** | Zellteilung |
| **Myxödem** | Mit einer Unterfunktion der Schilddrüse einhergehende Wasseransammlung in der Haut |

| | |
|---|---|
| **Ösophagus** | Speiseröhre |
| **Osteomalazie** | „Knochenerweichung", Abnahme der Knochenhärte und -festigkeit |
| **Paroxysmal** | Anfallsweise |
| **Permeabilität** | Durchlässigkeit z. B. von Membranen |
| **Pernitiöse Anämie** | Vitamin-B12-Mangelanämie |
| **Polymorphie** | Vielgestaltigkeit |
| **Proliferation** | Wucherung |
| **Proteide** | Eiweiße mit nicht eiweißhaltigen Anteilen |
| **Spasmus** | Unwillkürliche Muskelkontraktion |
| **Toxizität** | Giftigkeit |
| **Transsudation** | Nicht entzündlicher Erguß in Körperhöhlen und Gewebe |
| **Zirrhose** | Umwandlung und Verhärtung von Gewebe und Aufhebung der normalen Struktur des Organs, z. B. Leberzirrhose |

# SACHWORTVERZEICHNIS

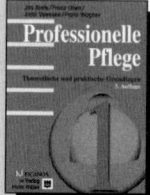

Jos Arets et al.

# *Professionelle Pflege 1*
## Theoretische und praktische Grundlagen

3. Aufl. 1999. XIV + 407 S., 111 meist farbige Abb.,
13 Tab. und Checklisten, Gb € 32.95 / CHF 55.80
(ISBN 3-456-83292-3)

Die Nummer eins, wenn es um berufskundliche Grundlagen
der Pflege geht.

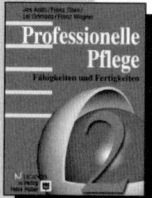

# *Professionelle Pflege 2*
## Fähigkeiten und Fertigkeiten

1999. XXX + 1063 S., über 500 meist farbige Abb.,
85 Tab. und Checklisten, 75 Handlungsschemata, Gb
€ 46.95 / CHF 81.00 (ISBN 3-456-83075-0)

Die Nummer eins, wenn es um das Erlernen und Ver-
mitteln von Pflegeinterventionen und -fertigkeiten geht.

**Set aus Bd. 1 und Bd. 2**
€ 64.95 / CHF 108.00 (ISBN 3-456-83076-9)

Take Two. Das Lernpaket für eine professionelle
Pflegeausbildung und -praxis.

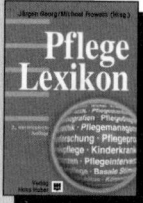

Jürgen Georg / Michael Frowein (Hrsg.)

# *PflegeLexikon*
## Buch und CD-ROM

2., unveränd. Aufl. 2001. 966 S., 1'075 meist farbige Abb.,
Gb € 19.95 / CHF 34.20 (ISBN 3-456-83559-0)

«Die Pflegenden haben schon lange auf ein solches Lexikon
gewartet. Es ist ein aktuelles, praktisches und kompetentes
Nachschlagewerk über das Wissensgebiet der Pflege von
hoher Informationsdichte und großer Zuverlässigkeit.»
*BALK-Info*

## Verlag Hans Huber  http://Verlag.HansHuber.com
## Bern Göttingen Toronto Seattle

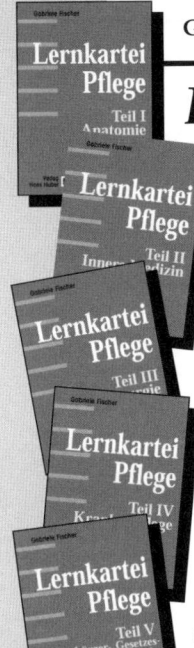

Gabriele Fischer

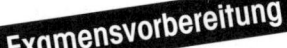
Examensvorbereitung

# Lernkartei Pflege

### Teil I: Anatomie
1998. 190 Karten DIN A6, in Schachteln verpackt,
€ 15.95 / CHF 26.80 (ISBN 3-456-82900-0)

### Teil II: Innere Medizin
1998. 198 Karten DIN A6, in Schachteln verpackt,
€ 15.95 / CHF 26.80 (ISBN 3-456-82926-4)

### Teil III: Chirurgie
1998. 173 Karten DIN A6, in Schachteln verpackt,
€ 15.95 / CHF 26.80 (ISBN 3-456-82927-2)

### Teil IV: Krankenpflege
1998. 196 Karten DIN A6, in Schachteln verpackt,
€ 15.95 / CHF 26.80 (ISBN 3-456-82952-3)

### Teil V: Staatsbürger-, Gesetzes- und Berufskunde
1998. 171 Karten DIN A6, in Schachteln verpackt,
€ 15.95 / CHF 26.80 (ISBN 3-456-82953-1)

**Preis des Gesamtwerkes:**
€ 49.95 / CHF 85.00 (ISBN 3-456-82930-2)

Gabriele Gien-Gerlach / Andreas Gerlach

# Lernkartei Altenpflege

### Teil I: Anatomie/Physiologie
2001. 140 Karten DIN A6, in Schachteln verpackt
€ 19.95 / CHF 33.90 (ISBN 3-456-83483-7)

### Teil II: Krankheitslehre
2001. 190 Karten DIN A6, in Schachteln verpackt
€ 19.95 / CHF 33.90 (ISBN 3-456-83456-X)

 **Verlag Hans Huber** http://Verlag.HansHuber.com
**Bern Göttingen Toronto Seattle**

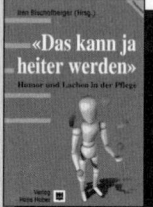

**Iren Bischofberger (Hrsg.)**

# «Das kann ja heiter werden»

### Humor und Lachen in der Pflege

2002. 287 S., 39 Abb., 6 Tab., Kt € 26.95 / CHF 45.80
(ISBN 3-456-83831-X)

Praxisorientiertes Pflegehandbuch, um Humor und Lachen als
Ressource und Intervention in der Pflegepraxis zu verstehen
und zu nutzen.

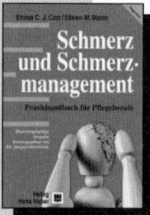

**Eloise C. J. Carr / Eileen M. Mann**

# Schmerz und Schmerzmanagement

### Praxishandbuch für Pflegeberufe

2002. 274 S., 17 Abb., 9 Tab., Kt € 26.95 / CHF 45.80
(ISBN 3-456-83680-5)

Schmerz lass nach! Ein pflege- und praxisorientiertes
Handbuch über akute und chronische Schmerzen und das
pharmakologisch-komplementäre Schmerzmanagement bei
verschiedenen Patientengruppen in unterschiedlichen Pflege-
situationen.

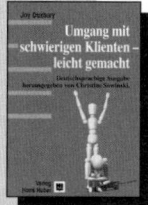

**Joy Duxbury**

# Umgang mit schwierigen Klienten – leicht gemacht

2002. 220 S., 13 Abb., 6 Tab., Kt € 26.95 / CHF 44.80
(ISBN 3-456-83595-7)

«Für die Pflege geschrieben, ist das Buch auch für Hebammen
ein lohnenswerter Anstoß, die eigene Kommunikations-
fähigkeit zu überprüfen und den Umgang mit «schwierigen
Klientinnen» zu reflektieren.

**Verlag Hans Huber** http://Verlag.HansHuber.com
**Bern Göttingen Toronto Seattle**